Eva-Marie Batschko
Susanne Dengler

Praxisbuch der Rhythmischen Massage

Eva-Marie Batschko
Susanne Dengler

Praxisbuch der Rhythmischen Massage

nach Wegman / Hauschka

Zeichnungen von Nadja Holland

MAYER

**Schriften der Carl Gustav Carus Akademie
für eine Erweiterung der Heilkunst**

Herausgegeben von Professor Dr. Volker Fintelmann

Bibliografische Information Der Deutschen Bibliothek
Die Deutsche Bibliothek verzeichnet diese Publikation
in der Deutschen Nationalbibliografie; detaillierte bibliografische
Daten sind im Internet über http://dnb.ddb.de abrufbar.

ISBN 978-3-86783-018-8

Umschlaggestaltung, Typographie, Satz: Iga Bielejec, Nierstein
Druck und buchbinderische Verarbeitung: Gulde-Druck, Tübingen

Inhalt

ANHANG

Einleitung

Das Wesen der Rhythmischen Massage und ihr kosmischer Zusammenhang ist auf unnachahmliche Weise bereits von Margarethe Hauschka in ihrem Buch »Rhythmische Massage nach Dr. Ita Wegman« beschrieben worden. Es ist und bleibt die spirituelle Quelle und Forschungsgrundlage für alle Masseure.

Das vorliegende Buch ist die Frucht eines langen und aufwendigen Arbeitsprozesses.
Meine 40-jährige praktische Erfahrung mit der Rhythmischen Massage und die Lehrtätigkeit an der Carus Akademie in Hamburg haben mich ermutigt, gemeinsam mit Susanne Dengler (Text) und Nadja Holland (Illustrationen) dieses Buch für unsere Schüler zu veröffentlichen.
Mein Buch »Einführung in die Rhythmischen Einreibungen nach Wegman / Hauschka« bildet die Grundlage für die vorliegenden Ausführungen.
Wir schildern die Grundformen und ihre Abläufe und damit das Praxis-Konzept unseres ersten Ausbildungsjahres an der Carus Akademie.

Weil unser Buch auch als Nachschlagewerk für die Urformen gedacht ist, sind Variationen hier nicht aufgeführt.
Es ist ein Praxisbuch, in dem die einzelnen Arbeitsschritte detailliert beschrieben werden, um die Technik nachvollziehbar und durchsichtig zu machen.

Das vorliegende Buch kann natürlich keine Ausbildung ersetzen.

Es möge durch die Illustrationen, die Charakterisierung der Griffe und die Verlaufsbeschreibungen zu einem tieferen Verständnis dieser besonderen Behandlungsmethode führen.

Wir danken den Schülern unserer Ausbildungskurse, die uns anregten, die einzelnen Abläufe der Griffe immer konkreter zu beschreiben.

Eva-Marie Batschko
Hamburg, Johanni 2010

Geschichte und Entwicklung der Rhythmischen Massage

Die Rhythmische Massage ist eine relativ junge Behandlungsmethode und gehört zum festen Bestandteil Anthroposophischer Therapien in allen Medizinisch-Therapeutischen Einrichtungen.
Sie wurde seit 1921 im Klinisch-Therapeutischen Institut in Arlesheim (Schweiz) durch Dr. Ita Wegman entwickelt und praktiziert.
Ihr Impuls knüpfte unmittelbar an die sogenannte »Schwedische Massage« von Per Henrik Ling (1776–1839) an.
Per Henrik Ling war als Offizier an Rheuma erkrankt und heilte sich durch Fechtübungen von seinen schmerzhaften Bewegungseinschränkungen.
Diese Erfahrungen flossen in die Entwicklung seiner Heilgymnastik und Massage ein, die eine Neuschöpfung und Impulsierung der Heilbehandlung darstellen.
Die Differenzierung seiner Massagegriffe in dynamisch, chemisch-biologisch und mechanisch knüpfte an die Säfte- und Elementenlehre des Hippokrates und damit an Asklepios (askeles = erschöpft/ epios = heilend) an.
In der griechischen Mysterien-Medizin konnte der Arzt-Priester den Zusammenhang des Menschen mit dem Makrokosmos wiederherstellen.
Durch Hippokrates wurde die Medizin exoterisch.
Die Vier-Säfte-Lehre zeigt deutlich das Verhältnis des Menschen zu seinen Temperamenten und den Wesenszusammenhängen mit den Elementen.
Wo sich das Geistig-Seelische mit dem Physisch-Lebendigen verbindet, können die drei Qualitäten der Massage Per Henrik Lings auch heute noch als Anregung dienen:

- Das mechanische Prinzip der Behandlung wirkt auf den physischen Leib bei Frakturen, Bänderzerrungen und Verstauchungen.
- Die chemisch-biologisch ausgeführte Technik dient dem Lebensleib mit seinen Stauungen und Stockungen.
- Die dynamisch durchgeführte Griffqualität wendet sich an den Seelenleib mit seinen Schmerzzuständen, Verspannungen und Verhärtungen.

In einer Behandlung bewirkt das Ineinandergreifen dieser drei Grundgesten die Harmonisierung der Wesensglieder und erzeugt ein inneres Gleichgewicht, das die Gesundheit immer neu gebiert.
Die drei Griffqualitäten Per Henrik Lings wurden von Ita Wegman weiterentwickelt.
Schon vor ihrem Medizinstudium hatte sie die Schwedische Massage gelernt und auch praktiziert.
Ita Wegman knüpfte unmittelbar an die alte Mysterienmedizin an und entwickelte mit der Rhythmischen Massage gleichzeitig eine neue Technik, die sich mit den Kräften des Lebendigen im Menschen

(Ätherleib) und im Kosmos (Ätherwelt) verbindet.
Die Sogwirkung, eine Signatur der ätherischen Welt, aber auch die besonderen Formen in der Massage (z. B. die Spirale, die Lemniskate und die phasenverschobenen Kreise) sind Neuschöpfungen, die den Bewegungen des Sternenhimmels (Astralwelt) abgelauscht wurden.
Diese Qualitäten urständen in der Menschenkunde Rudolf Steiners.
Die Entwicklung der Mysterien-Medizin und die Verwandlung der Lebens- und Sternenkräfte in die Griffqualitäten weisen auf einen Zukunfts- und Entwicklungsaspekt der neuen Behandlungsmethode hin.

Ita Wegman

(22. Februar 1876 – 4. März 1943)
wurde als Kind niederländischer Eltern in Java (Indonesien) geboren.
Um 1900 zog sie endgültig nach Mitteleuropa und ließ sich in Heilgymnastik und Massage ausbilden.
1902 fand in Berlin die erste Begegnung mit Rudolf Steiner statt: Ita Wegman wurde Mitglied in der von ihm geleiteten Deutschen Sektion der Theosophischen Gesellschaft.
1906 – 1911 Medizinstudium in Zürich mit Arztdiplom; anschließend eigene Praxis für Frauenheilkunde in Zürich.
Ab 1917 entwickelte Ita Wegman aus der Mistel ein Arzneimittel zur Krebsbehandlung (»Iscar«, später »Iscador«).
Nach Rudolf Steiners erstem Medizinerkurs im Frühjahr 1920 kam der Impuls, eine Klinik in der Nähe von Dornach zu gründen.
In Arlesheim eröffnete Dr. Ita Wegman dann am 8. Juni 1921 das Klinisch-Therapeutische Institut (heute »Ita Wegman Klinik«).
In den folgenden Jahren entwickelte sie auf Anregung Rudolf Steiners nicht nur die Rhythmische Massage, sondern auch Wickel und Auflagen als äußere Anwendungen.
1922 folgte ebenfalls in Arlesheim die Gründung des heilpädagogischen Heimes »Haus Sonnenhof« und der Laboratorien (heute »Weleda«).
In der Sylvesternacht 1922 / 1923 erlebte Ita Wegman den tragischen Brand des ersten Goetheanums in Dornach mit.
Dieses Erlebnis bewegte sie so tief, dass es in ihr zur Geburtsstunde für die Erneuerung der Mysterien-Medizin wurde und sie ihre ganzen Kräfte der Anthroposophie zur Verfügung stellte.
So wurde Ita Wegman dann bei der Neugründung der Anthroposophischen Gesellschaft an Weihnachten 1923 von Rudolf Steiner in den Vorstand berufen und als Leiterin der Medizinischen Sektion eingesetzt.
Die Zusammenarbeit mit Rudolf Steiner wurde immer enger.
Als dieser Ende September 1924 so schwer erkrankte, dass er das Bett nicht mehr verlassen konnte, übernahm Ita Wegman die Pflege und (mit Dr. Noll) die ärztliche Betreuung Rudolf Steiners.
Gemeinsam mit ihm entstand in dieser Zeit das medizinisch-anthroposophische

Grundlagenwerk »Grundlegendes für eine Erweiterung der Heilkunst nach geisteswissenschaftlichen Erkenntnissen«.
Rudolf Steiner starb am 30. März 1925. Sein Tod war ein enormer Einschnitt im Leben Ita Wegmans.
Sie führte ihre bisherigen Aktivitäten aber unvermindert fort, widmete sich ihren Patienten, reiste viel und hielt Vorträge und esoterische Zusammenkünfte. Aufsätze erschienen in der Wochenschrift »Das Goetheanum« und in der von ihr begründeten Zeitschrift »Natura«.
Viele dieser Impulse und Intentionen wurden aber missverstanden.
1935 wurde Ita Wegman deshalb von der Generalversammlung aus der Anthroposophischen Gesellschaft ausgeschlossen.
1936 Gründung einer Dependance der Klinik in Ascona und des heilpädagogischen Heimes »La Motta« in Brissago.
1940 Umzug nach Ascona.
1943 Tod Ita Wegmans in Arlesheim.

Margarethe Hauschka-Stavenhagen

(6. August 1896 – 7. Juli 1980)
wurde in Hamburg geboren.
Schon früh kam sie mit der Anthroposophie in Berührung.
Nach ihrem Medizinstudium in München erlernte sie die Massage während ihrer ersten beruflichen Tätigkeit im Sanatorium ihres Onkels in Kreuth.
Auf Anregung von Friedrich Husemann absolvierte sie außerdem eine Ausbildung in Heileurythmie, bevor sie 1925 als Assistenzärztin in seinem Sanatorium arbeitete.
Von 1927 bis 1929 war sie in der Dependance der Ita Wegman Klinik in Figino bei Lugano tätig und danach direkt im Klinisch-Therapeutischen Institut in Arlesheim.
Dort erhielt sie von Ita Wegman zwei Aufgaben: erstens die Künstlerische Therapie zu entwickeln und zweitens die Rhythmische Massage auszuarbeiten.
Gemeinsam mit Ita Wegman wurden die Grundformen und Griffqualitäten erarbeitet.
Margarethe Stavenhagen begleitete den von Ita Wegman eingeführten Pflegekurs mit Massageunterricht für Pflegende und Medizinstudenten.
Der Zweite Weltkrieg beendete die Zusammenarbeit mit Ita Wegman.
Ita Wegman starb 1943 in Arlesheim.
1940 wurde die Klinik zwangsevakuiert.
Margarethe Stavenhagen übersiedelte zusammen mit Dr. Rudolf Hauschka nach Österreich und übernahm die ärztliche Leitung der Gnadenwalder Kuranstalten in Hall (ebenfalls eine Dependance der Ita Wegman Klinik), bis diese 1941 von der Gestapo geschlossen und Margarethe Stavenhagen verhaftet wurde.
1942 heiratete sie Rudolf Hauschka in Wien.
Nach dem Krieg war Margarethe Hauschka im Biologischen Krankenhaus Höllriegelskreuth bei München als leitende Ärztin tätig und begann sogleich die Rhythmische Massage zu unterrichten.

1950/1951 zog es Margarethe und Rudolf Hauschka nach Eckwälden.
Dort entstand das WALA-Heilmittel-Labor.
In Stuttgart und Den Haag fanden die ersten Kurse in Rhythmischer Massage statt.
Durch die Mitarbeit von Irmgard Marbach entstand schließlich in Boll die Schule für Künstlerische Therapie und Massage, die am 25. Februar 1962 eingeweiht wurde.
Fortan fanden dort Grund- und Aufbaukurse in Rhythmischer Massage statt.
Zu den ersten Lehrern gehörten Olga Smits und Irmgard Marbach.
Margarethe Hauschka war für die Anthroposophische Menschenkunde verantwortlich, und Rudolf Hauschka hielt Vorträge zur Heilmittelmittellehre und über Ernährung.
Die Demonstration der Massagegriffe und die Einführung in die Technik wurden von Margarethe Hauschka persönlich geleitet.
Frau Smits und Frau Marbach leiteten die Übstunden.
Nach den Grundkursen wurden zwei Fortbildungskurse angeboten, sodass die Grundausbildung zunächst 8 Wochen dauerte.
Später kamen themenbezogene Arbeitswochen dazu.
Nach dem Tod von Margarethe Hauschka übernahmen Irmgard Marbach und Dr. Margarethe Tietze die Leitung der Schule.

Heute gibt es mehrere Schulen, die mit der Medizinischen Sektion am Goetheanum Dornach zusammenarbeiten:

- Margarethe Hauschka Schule in Boll
- Schule für Rhythmische Massage in Arlesheim (Schweiz)
- Carus Akademie in Hamburg
- Ita Wegman Akademie in Graz (Österreich)

Ausbildungsinitiativen entstanden außerdem in Brasilien, Südafrika, Italien, Russland, den Niederlanden und Australien.
Weitere Informationen unter www.medsektion-goetheanum.org

Zur Durchführung der Rhythmischen Massage

Die **Griff-Formen** innerhalb der Rhythmischen Massage sind Abbilder kosmischer Bewegungen.
Die **Griff-Qualität** entsteht durch das fortwährende Ringen zwischen Zentrums- und Umkreiskräften im ständigen Wechsel zwischen **Verdichten** und **Lösen.**
Es entspricht dem Ein- und Ausatmungsprozess der Erde und des Kosmos.
Die Wirksamkeit dieser kosmischen Bewegung spiegelt sich in der zur Form gewordenen Materie – dem Physischen Leib des Menschen – wider.
Die gleichen Kräfte sind während der gesamten Embryonalentwicklung leibbildend tätig.
Wenn der Mensch geboren ist, bildet dieses rhythmische Geschehen die Voraussetzung für alles lebendige Sein in seiner Ausgewogenheit – für Wachstum, Verwandlung, Entwicklung und Gesundheit.
Jeder Massagegriff, der in Form und Qualität nach diesen Urbildern gestaltet ist, schafft die Grundlage dafür, dass sich im Organismus eine Erneuerungskraft als Heilungsimpuls entfalten kann.
Gesundheit kann nur dort entstehen, wo Lebensprozesse auf der einen Seite immer wieder **Polaritäten zulassen**, diese auf der anderen Seite aber fortwährend wieder aufgeben und einen **Ausgleich schaffen**.

Der Mensch kann an seiner eigenen Atmung dieses rhythmische Geschehen urbildhaft erleben, beobachten und studieren.
Jeder Atemzug ist eine ähnliche, aber nie gleiche Wiederholung des Vorangegangenen und muss in einer schöpferischen Aktivität **stetig neu ergriffen** und gestaltet werden.
Dadurch erhält sich jedes Organ seine Beweglichkeit und kann sich funktionell eine **elastische Anpassungsfähigkeit** dem Gesamtorganismus gegenüber bewahren.
Damit innerhalb einer Behandlung sich diese kosmischen Kräftewirksamkeiten durch die Gestaltung der Massagegriffe entfalten können, ist eine entsprechende innere und äußere Haltung des Behandlers notwendig.
Durch die Technik der Rhythmischen Massage muss Seele hindurchsprechen und vermittelt werden.

Die innere Haltung

Novalis hat zum Ausdruck gebracht, welche Bedeutung der Leib für die Erdenaufgabe hat:

»Es gibt nur einen Tempel in der Welt, und das ist der menschliche Körper. Nichts ist heiliger als seine hohe Gestalt. Das Bücken vor Menschen ist eine Huldigung vor dieser Offenbarung im Fleisch.

Man berührt den Himmel,
wenn man einen Menschenleib betastet.«

Dieses Bild kann die Voraussetzung dafür sein, dass Demut und Ehrfurcht vor dem Geistigen im Menschen die Grundlage des therapeutischen Handelns werden.
Die Behandlung sollte zu einer nonverbalen Kommunikation werden, an der Behandler und Patient gleichermaßen beteiligt sind.
Im Sinne Goethes (»Die grüne Schlange«) kann dieses Gespräch zur Erquickung werden, aus der Lebensimpulse und manchmal sogar neue Lebensperspektiven erwachsen können.
Das Schaffen einer Vertrauensgrundlage durch die therapeutische Berührung ist die Basis für eine biographische Entwicklung des Patienten.
So darf in diesem Gespräch nie etwas Zwingendes das Gesamtgeschehen stören.
Das **Verdichten** trägt in seiner Geste etwas Impulsgebendes, Aufforderndes in sich, sollte dabei aber immer tastend und fragend bleiben.
So fühlt sich der Patient nicht überfordert oder gar belastet.
Drücken, Schieben und Stoßen sind deshalb unbedingt zu vermeiden.
Das **Lösen** trägt in seiner Geste etwas Lauschendes in sich.
Die sich lösende Hand nimmt die Antwort wahr, die das Gewebe auf den vorangegangenen Impuls zu geben vermag.
Die Hand muss Hülle bildend, Raum schaffend, weich, wärmend, empfangend und lauschend sein.
So fühlt sich der Patient nie allein gelassen.
Er sollte sich in der Behandlung, in dem Wechselspiel des rhythmisch wiederkehrenden Verdichtens und Lösens, bis in sein innerstes seelisch-geistiges Wesen hinein berührt, wahrgenommen, gemeint und verstanden fühlen.

Die äußere Haltung

Die äußere Haltung schafft eine Voraussetzung dafür, dass durch die Technik der Massage die entsprechende Qualität der eben charakterisierten inneren, seelisch-geistigen Haltung in der Behandlung zur Wirksamkeit kommen kann.
Dazu brauche ich eine freie und leichte Aufrichte in der eigenen Gestalt.
Meine Füße müssen einen guten Kontakt zur Erde haben.
Das hüftbreite Stehen in Schrittstellung gewährt die größtmögliche freie Beweglichkeit während der ganzen Behandlung.
Geschmeidige und lockere Gelenke sind die Voraussetzung, um fließende und rhythmisch atmende Bewegungen durchführen zu können.
Diesem Urbild entsprechend, folge ich einmal der Schwere nachgebenden, lösenden Bewegung, wie sie physiologisch bei jeder Ausatmung durch die Aufrechte schwingt.
Ein andermal dagegen folge ich der die Schwere überwindenden, leichtenden

Bewegung, wie sie physiologisch bei jeder Einatmung durch die sich aufrichtende Wirbelsäule schwingt.
Als Therapeut stehe ich an der Schwelle zwischen »Hier« und »Dort« und schaffe durch meine Haltung eine Grundlage, damit die rhythmischen Bewegungen aus den Polaritäten wieder miteinander in Beziehung treten können.
Die äußeren Bewegungen sind dabei immer nur so groß, dass sie in jedem Augenblick der Griffqualität dienen.
So werden die Massagegriffe zu Vermittlern zwischen den Kräften der kosmischen Urbilder und deren Wirkungen im Irdisch-Leiblichen.

Verdichten und Lösen

Den rhythmischen Bewegungen lauschend, fühlt der Behandler wachsam wahrnehmend das Gewebe des Patienten. Dies bedeutet einen ständigen rhythmischen Wechsel

- des tastenden Eintauchens beim **Verdichten**,
- des schöpfenden Leichtens beim **Saugen**,
- des geführten Entlassens beim **Lösen** und
- des Ausklingen-Lassens in der **Weite**.

Zu Beginn jedes Griffes empfange ich mit gelösten Händen und Handgelenken die Bewegung aus der Weite und lasse sie durch mich hindurch zum Patienten strömen.
Hierdurch kommt etwas vorher Unsichtbares in die Sichtbarkeit.
Beim ersten leichten Kontakt bildet sich vor meiner Hand eine kleine »Bugwelle« im Gewebe des Patienten.
Diese gleitet im weiteren Verlauf in meine sich öffnenden Hände, sodass ein satter, warmer, aber trotzdem weicher und tastender Gewebekontakt entsteht.
Im Spannungsfeld zwischen Haut und Händen findet eine Gegenbewegung statt, die eine schöpfende Gebärde beim Gleiten der Haut durch die Hände entstehen lässt.
Das **Verdichten** des Gewebes geschieht aus der inneren Haltung, dem Anderen zu begegnen, etwas von ihm und seinem tieferen Wesen zu erfahren.
Mit einer fragenden Haltung im Sinne »Wer bist Du?« kann dieses Kennenlernen auf eine freilassende Art und Weise geschehen.
Diese freilassende Geste unterstütze ich mit meiner äußeren Haltung, indem ich im Bereich des Brustbeines etwas der fortwährend wirkenden Schwerkraft nachgebe, wie sie vorhin als physiologische Bewegung bei jeder Ausatmung beschrieben wurde.
Dabei runden sich Wirbelsäule und Schultergürtel, sodass Brustbein und Symphyse sich etwas näher kommen und einen inneren Raum bilden.
Diese Bewegung entspricht der Sympathiegebärde in der Eurythmie.
Dadurch wird eine lastende, drückende oder gar einengende Bewegung auf die zu

behandelnde Körperregion des Patienten vermieden.
Dem Bewegungsstrom der Hand kommt beim Verdichten eine Gegenbewegung des Sich-Wieder-Ausdehnen-Wollens aus dem Gewebe entgegen.
Dieser Impuls, der eine Reaktion, eine Antwort auf das Verdichten ist, initiiert die nächste Phase des Griffes, das **Saugen**.
Die behandelnde Hand gibt im richtigen Moment dem sich wieder ausdehnen-wollenden Gewebe nach, wird wie vom Gewebe hinausgetragen.
Mit einer fragenden Haltung im Sinne »Wie beweglich bist Du?« gleitet das Gewebe während der schöpfenden Bewegung weiter durch die Hand und wird mit wahrnehmender Aufmerksamkeit, seinen Fähigkeiten entsprechend, in die Leichte gesaugt.
Hier kann das Gewebe, je nach Art des Griffes, von meiner Hand durchgetastet werden.
Diese die Schwere überwindende Kraft ergreift ebenfalls meine äußere Haltung und macht sich in einer vom Brustbein aus heraufwachsenden, aufrichtenden Gebärde geltend, wie sie vorhin für die physiologische Wirbelsäulenbewegung bei jeder Einatmung beschrieben wurde.
Vom Brustbein ausgehend, werde ich durch diese Auftriebskraft nach oben getragen.
Dies entspricht der eurythmischen I-Gebärde an der sich aufrichtenden Gestalt.
Betrachtet man den **äußeren Verlauf** der beiden bisher beschriebenen Phasen, der von den Händen ausgeht, nimmt man wahr, dass zwischen dem Sich-Öffnen beim Verdichten und dem Raumschaffen beim Saugen der **innere Umkehrmoment** des Griffes liegt.
Richtet man dagegen die Empfindung auf das innere Geschehen **im Gewebe**, kann man fühlen, wie dort die **Wirkung** des Saugens als Wirbel weiter **in die Tiefe** strömt.
Der innere Umkehrpunkt kann dadurch bis auf den Höhepunkt des Saugens geführt werden, wenn es das Gewebe erlaubt und das Therapieziel erfordert.
Die Gegenbewegung gebiert die Auftriebskräfte im Gewebe, und ein Gefühl der Leichte entsteht.
Beim Saugen kann das Gewebe über das Niveau seiner entspannten Lage hinausgeschöpft werden, wie es bei der Wasserübung im Buch »Einführungen in die Rhythmischen Einreibungen nach Wegman/Hauschka« beschrieben ist.
Dem Ausklingen dieses Geschehens wachsam lauschend, bereite ich mich übergangslos erst innerlich, dann auch äußerlich auf die nächste Phase des Griffes vor, das **Lösen**.
Ist die Wirkung des Saugens zur Genüge in die Tiefe des Gewebes gedrungen, entspannen sich meine Hände immer mehr und entlassen geführt mit wachsamer Präsenz das Gewebe wieder in seine Ausgangsposition.
Die aufwärtsstrebende Bewegung strömt weiterhin durch meine Hände, Arme und meine sich immer weiter aufrichtende Gestalt.

In der vierten Phase, dem Ausklingen-Lassen in der **Weite**, gleiten meine Hände, der entsprechenden Form des Griffes folgend, weich, gelöst und Hülle bildend über das Gewebe.
Der Bewegungsstrom schwingt nun über meine Gestalt hinaus in den Rückraum. Im Unsichtbaren angekommen, lausche ich der ausklingenden Bewegung und empfange nach dem **äußeren Umkehrmoment** in der Weite den wiederkehrenden Strom, um ihn in der nächsten Verdichtung erneut in die Sichtbarkeit zu bringen.
Durch den Bewegungsstrom in die Weite öffnet sich mein Bewusstsein für den Rückraum.

Ich kann wahrnehmen, wie sich nach einer Umstülpung die Bewegung im Unsichtbaren vollendet: Eine kreisförmige Bewegung im Sichtbaren wird immer zu einer Lemniskate im Unsichtbaren.

Die vier Phasen eines rhythmisch gestalteten Massagegriffes, wie sie hier urbildhaft beschrieben wurden, können ihrem Charakter nach den vier Wesensgliedern folgendermaßen zugeordnet werden:

Verdichten	Physischer Leib
Saugen	Ätherleib
Lösen	Astralleib
Weiten	Ich-Organisation

Griffqualitäten in der Rhythmischen Massage

Wärmend (Ich-Organisation)

Voraussetzung:
- warme, weiche Hände

Griffqualität:
- Verdichten und Lösen harmonisch ausgewogen gestalten
- lokal arbeiten
- langsames, ruhiges Fortschreiten im Behandlungsablauf
- den Wärmeorganismus durch Wiederholungen bittend mitnehmen
- Hülle bildend und Raum schaffend behandeln

Dynamisierend / belebend (Astralleib)

Voraussetzung:
- lebendige, tanzend-musikalische, luftige Handführung

Griffqualität:
- differenziertes, vielstimmiges Impulsieren des Gewebes
- durch die stetige Erneuerung in der Wiederholung wandelbares, farbiges und buntes Gestalten der Qualität
- der Impuls liegt im Sich-Verbinden, im Vermitteln
- das dynamische Anregen steht im Vordergrund, damit Bewegung in die Flüssigkeitsströme kommt

Saugend (Ätherleib)

Voraussetzung:
- flächige, leichte, gleichmäßig strömende Handführung

Griffqualität:
- großzügigeres Fortschreiten im Ablauf, fließende Übergänge
- in der Amplitude zwischen Verdichten und Lösen steht das Lösen im Vordergrund
- sich wiederholende, eintönige, ruhig durchgeführte Bewegungsabläufe
- bewusstes Ausklingen des Griffes in die Weite

Grenzbildend / bewusstseinsbildend (Physischer Leib)

Voraussetzung:
- sichere Handführung
- deutlicher Anfang und Ende jedes Griffes
- Detailbewusstsein für die Griffqualität

Griffqualität:
- lokales Arbeiten: Eintauchen, Verdichten und bewusstes Durchtasten des Gewebes stehen im Vordergrund
- die Amplitude zwischen Verdichten und Lösen klein gestalten
- gewebenahes Arbeiten, dranbleiben
- langsames Fortschreiten im Behandlungsablauf

Charakterisierung der Grundgriffe

Grundsätzlich gilt für alle Griffe der Rhythmischen Massage, wie im vorangegangenen Kapitel beschrieben, dass sie nie erst mit der Berührung des Körpers beginnen.
Aus der Weite kommend, taucht meine Hand zuerst in die Wärmehülle (Ich-Organisation) des Patienten ein. Danach verbindet sie sich mit der Luft- (Astralleib) und Feuchtigkeitshülle (Ätherleib), bevor sie sich mit dem Gewebe (Physischer Leib) verbindet.
Gleichwohl orientieren wir uns im Behandlungsverlauf an der Anatomie des Menschen.

Streichen

Bei den **Streichungen** oder **Effleuragen** handelt es sich um ein atmendes, an- und abschwellendes Eintauchen in die Flüssigkeitsströme des Gewebes, das die Hand mit einem warmen, leichten und trotzdem nahen Kontakt aus einem durch das Ich geführten Bewegungsimpuls heraus vollzieht.
Zu den Streichungen gehören sowohl die richtungsweisenden Abstriche zu Beginn einer Behandlung als auch die Wärmekreise und Lemniskaten, die in vielfältigen Variationen ausgeführt werden können.

Das Verdichten und Lösen wird nun mit einem Abstrich, der auf dem Rückenstrecker durchgeführt wird, beschrieben (für alle anderen Effleuragen muss es entsprechend abgewandelt werden):
Beide Hände sind locker geschlossen, um die vorhandene Wärme im Innern zu bewahren, die Handgelenke sind gestreckt und ohne Spannung.
So führe ich meine Hände auf einem Bewegungsstrom körpernah entlang des Hinterhauptes des Patienten.
Neben dem 7. Halswirbel beginnt der erste Hautkontakt.
Ich tauche leicht mit den Handballen in das Gewebe des Rückenstreckers ein.
Je nach Beschaffenheit des Gewebes entsteht dort sogleich eine kleine oder größere »Bugwelle«.
Im weiteren Verlauf gleitet das Gewebe, und damit die »Bugwelle«, weiter in meine sich langsam öffnenden Hände.
Mit zunehmender Kontaktaufnahme entsteht unter ihnen ein immer stärker werdender Sog.
Erst wenn dieser zu spüren ist, gleiten meine beiden Hände mit vollem Hautkontakt auf dem Rückenstrecker abwärts.
Auf dem Kreuzbein angekommen, gleiten meine Hände über die Fingerbeeren aus dem Gewebekontakt, der Bewegungsstrom klingt in der Weite aus, und meine Hände schließen sich wieder zu einer lockeren Faust, um die entstandene Wärme zu bewahren.
Innerlich den Bogen zwischen Kreuzbein und 7. Halswirbel spannend, schwingen

meine Hände körpernah ohne Hautkontakt zurück zum Ort der nächsten Effleurage.

Kneten

Das Kneten greift tiefer als die Streichung in das Gewebe ein.
Es kann sowohl mit einer als auch mit beiden Händen ausgeführt werden.
In beiden Fällen vollziehen die Hände runde, fortlaufende Bewegungen.
Es entstehen Schleifen wie bei den Planetenbahnen.

Beim **Einhand-Kneten** tauche ich jedes Mal, von meiner Zeigefingerseite aus Kontakt aufnehmend, in das Gewebe ein, unabhängig davon, ob ich z. B. die Wade aufwärts oder abwärts behandle.
Dabei impulsiert die Hand das Gewebe, indem sie es zuerst verdichtet, danach mit der vollen Mittelhand ansaugt, durchtastet, wieder entlässt und über die Weite den Bewegungsstrom ausklingen lässt, bis er wiederkehrt.
In dieser fortlaufenden, rollenden, sich rhythmisch wiederholenden Schleifenbewegung entstehen kleine, sich überschlagende Wellen.
Das Einhand-Kneten vollzieht sich immer auf der Ebene, die sich durch die Beziehung von Muskel und Knochen ergibt.

Am Beispiel der Behandlung des inneren Bauches des Zwillingsmuskels der Wade (Musculus gastrocnemius) vom Fuß aufwärts in Richtung Kniegelenk soll dies näher verdeutlicht werden:
Meine körperferne Hand liegt stützend außen am Kniegelenk.
Meine körpernahe Hand beginnt am Ansatz der Achillessehne aufwärts in Richtung Kniegelenk, sich zuerst leicht, dann mit zunehmender Öffnung der Hand immer deutlicher mit dem Gewebe zu verbinden.
Dabei gleitet dieses beim Verdichten von der Zeigefingerkante bis in meine Mittelhand.
Beim anschließenden Saugen wandert der Kontakt von dort sowohl weiter zur Kleinfingerseite als auch in Richtung Fingerhand und Daumen, der den vier Fingern gegenübersteht.
Im schöpfenden Saugen der gesamten Hand entsteht ein Raum, in den sich der Muskel einschmiegt und von der Hand durchgetastet und wahrgenommen werden kann.
Die Mitte der Handfläche bildet dabei eine Kuppel.
Die Richtung des Verdichtens geschieht in einer runden Bewegung immer vom Muskel zum Knochen, das Saugen in einer fortlaufenden runden Bewegung vom Knochen in die Weite.
Die Wirkung des Sogs verläuft in die Tiefe zum Knochen.
Das dazwischenliegende Gewebe und die Muskulatur werden von den entstehenden Auftriebskräften ergriffen, in die Leichte gesaugt und erfahren eine Belebung.

In der maximalen Weite angekommen, entlässt meine Hand das Gewebe.
Mit einer sich steigernden Lösung begleitet sie es an ihren Ausgangspunkt, indem sie mit der bogenförmigen Bewegung ein Stück in Richtung Fuß zurückschwingt.
Das Gewebe gleitet aus meiner Hand, welche gleichzeitig von der Kleinfingerkante zur Zeigefingerkante schwingt.
Die Bewegung, die beim Einhand-Kneten durch meine Hand läuft, wird zu einer Lemniskate, die von zwei gegenläufigen Kreisen gebildet wird.
Von der Zeigefingerkante in Richtung Mittelhand geht ein breiter gemeinsamer Strom, der sich an der Kleinfingerseite der Hand teilt.
Die eine Kreisbewegung verläuft vom kleinen Finger über den Ring- und Mittelfinger nach vorne in die Fingerbeeren und über den Zeigefinger wieder an den Ausgangspunkt der Zeigefingerkante.
Die andere Kreisbewegung verläuft über den Daumenballen und den Daumen in gegenläufiger Richtung.

Beim **Zweihand-Kneten** gibt es zwei unterschiedliche Arten:

Wird die Bewegung, wie sie eben für das Einhand-Kneten beschrieben wurde, mit beiden Händen durchgeführt, entsteht das **Zweihand-Kneten im herzschlagartigen Rhythmus**.
Wie der Name schon sagt, tauchen die beiden Hände dabei nicht gleichzeitig, sondern immer kurz nacheinander in das Gewebe ein, sodass ein pulsierender Rhythmus entsteht, wie er im Herzen zu finden ist.
Der umschlagenden Wellenbewegung, die durch die Knetungen entsteht, kann dadurch eine deutlich größere Dynamik und Strömung gegeben werden.
Beide Hände liegen dabei versetzt hintereinander, wobei einmal die vordere, aber auch die hintere Hand die Führung übernehmen kann.
Führt die voranlaufende Hand das rhythmische Geschehen an, massieren die Hände das Gewebe rückläufig und mildern dadurch die strömende Bewegung der Behandlungsrichtung etwas ab.
Führt die hinterherlaufende Hand das impulsierende Eintauchen, wird dadurch die Strömungsrichtung der gesamten Behandlung zusätzlich unterstützt.
Diese Art des Zweihand-Knetens kommt dort zur Anwendung, wo das Rhythmische System oder das Stoffwechsel-Gliedmaßen-System angeregt werden soll.
An den Gliedmaßen, an Beinen, Armen, an den Außen- und Innenrändern der Hände und Füße, aber auch beim Daumenkneten am Rücken und Kreuz wird diese dynamische Behandlung durchgeführt.

Eine andere Art des Knetens mit beiden Händen ist das **phasenverschobene Zweihand-Kneten**.
Beide Hände bewegen sich auf zwei nebeneinanderliegenden Kreisen entgegen dem Uhrzeigersinn.

Sie tauchen in größter Entfernung voneinander auf unterschiedlichen Kreis-Phasen mit dem Verdichten ein.
Meine rechte Hand beginnt am rechten aufsteigenden Viertel des Kreisbogens mit dem Verdichten, sodass ich mit ihr einen Bewegungsimpuls von mir weg beschreibe.
Gleichzeitig beginnt die linke Hand am linken absteigenden Viertel des Kreisbogens mit dem Verdichten, sodass ich mit ihr einen Bewegungsimpuls auf mich zu beschreibe.
Nach der größten Verdichtung folgt das schöpfende Saugen beider Hände, dessen Strömungsimpulse spiralförmig aufeinander zulaufen.
Am Berührungspunkt der beiden Kreise begegnen sich die Impulse und bilden einen Wirbel im Flüssigkeitsorganismus, wodurch Auftriebskräfte entstehen.
Nach einem kurzen Innehalten auf dem Höhepunkt des Saugens gleiten die beiden Hände, das Gewebe entlassend, im Lösen in Kreisrichtung weiter und entfernen sich dabei wieder voneinander.
Die Hände entspannen sich immer stärker, bis der Impuls in der Weite ausklingt.
Hier findet wiederum ein kurzes Innehalten im äußeren Umkehrmoment statt, den ich mit einem aufmerksamen Lauschen auf das Wiederkehren des Bewegungsimpulses gestalte.
Beim phasenverschobenen Zweihand-Kneten steht deutlich der rhythmische Wechsel zwischen Zentrum und Peripherie im Vordergrund.

Kommt zu diesem Schwingen zwischen Zentrum und Umkreis eine richtungsweisende, strömende Komponente auf einer Knetlinie hinzu, gibt es bei jeder Knetung eine führende und eine empfangende Hand.
Die führende Hand verdichtet im Verlauf der Knetlinie, die empfangende entgegengesetzt, sodass eine leise Versetztheit der Impulse entsteht.
Wird lokal behandelt, verdichten und lösen beide Hände gleichzeitig.
Im feinen Gestalten innerhalb dieser Variationen kann ich jeder Behandlung einen therapeutisch-differenzierten Charakter verleihen.
Das phasenverschobene Zweihand-Kneten kann in vielfältigster Art und Weise am ganzen Körper durchgeführt werden.
Ist der Ort klein und gibt nur für zwei Finger Raum, darf das Kneten deshalb seinen Grundcharakter nicht verlieren.

Walken

Das Walken ist ein tiefes und verstärktes Kneten mit luftigem Charakter.
Es kann an bestimmten Regionen des Körpers durchgeführt werden.

An Oberarmen und -schenkeln liegen sich die beiden Hände, die Beuger und Strecker gemeinsam umfassend, links und rechts gegenüber, und saugen den gesamten Muskelschlauch nach vollzogener Verdichtung warm und weich – wenn nötig, auch kräftig – vom Knochen ab.

Beide Hände massieren in fortlaufenden, rollenden, sich rhythmisch wiederholenden Schleifenbewegungen wie beim Einhandkneten.
Da beide Hände sich versetzt gegenüberliegen, die eine aufwärts beginnend über die Zeigefingerkante in die Mittelhand, die andere gleichzeitig auf der anderen Seite abwärts über die Kleinfingerkante in die Mittelhand zum Knochen verdichtet, begegnen sich diese beiden Bewegungsimpulse im Innern der Extremität.
Nach einer kurzen verdichtenden Begegnung saugen beide Hände gleichzeitig das Gewebe an und tasten es durch.
Danach ist es wichtig, das Geschehen wieder in die Ruhe zu begleiten.
Beim Ausklingen-Lassen in die Weite schwingen beide Hände wieder in die Versetztheit zurück zur Vorbereitung eines erneuten Verdichtens.
Das Walken an Oberarmen und Oberschenkeln kann in fließendem Wechsel nach oben und unten durchgeführt werden.
Wichtig ist, auch weiterhin im luftigen Element zu verbleiben.

Das tiefe Querwalken am Bauch wird in etwas abgewandelter Form durchgeführt.
Der einmal angesaugte Bauchmuskel wird in der Leichte tief und weich durchgewalkt, ohne zwischendurch entlassen zu werden.
Dazu gleitet das Gewebe auf der einen Seite des geraden Bauchmuskels schöpfend durch die Handfläche bis in die Fingerhand, gleichzeitig auf der gegenüberliegenden Seite durch den Daumenballen und flächig angelegten Daumen der anderen Hand.
Danach wird der Bauchmuskel wieder sanft begleitend entlassen.
Mit einem flächigen, warm ausklingenden Abstrich vom Bauchnabel zur Symphyse wird der Griff beendet.

Friktionen

Bei den Friktionen handelt es sich um kleine trichterförmige Wirbel, die in einer Spiralbewegung in die Tiefe hinunter und im Anschluss wieder herauf begleitet werden.
Man findet sie vor allem um die Gelenke (Knie-, Schulter- und Fußgelenk), wo sie in Bewusstsein schaffender Weise bestehende Ablagerungen zur Wiedereingliederung in den Organismus anregen.
Die zur Verfestigung neigenden sehnigen Muskelansätze an Knochenrändern (z.B. Hinterhauptsrand und Schulterblattgräte) sind Regionen für kleine Friktionen.
Da ausschließlich mit den Fingerbeeren gearbeitet wird, ist es wichtig, im Verdichten die bogenförmige Bewegung ganz flächig zu führen.
Dadurch wird der Kontakt großflächiger und weicher.
Danach sauge ich das Gewebe mit einer schöpfenden Bewegung zu den Fingerkuppen in die Leichte.
Dort klingt die Bewegung in die Weite aus, und ich nehme lauschend den neuen Impuls zur nächsten Verdichtung wahr.
Am Bauch, über dem Dickdarm, ist in besonderer Weise sichtbar, wie stark die trichterförmigen Friktionen in die Tiefe und wieder herauf geführt werden können.
Hier wird mit flächigem Ring-, Mittel- und Zeigefinger gearbeitet.
Die Spiralbewegungen steigen in mehreren Stufen in die Tiefen des Bauches herab und werden so auch wieder herauf begleitet.

BEHANDLUNGSABLÄUFE

Rückenmassage

Lagerung des Patienten

Der Patient ruht, mit Unterhose bekleidet, in Bauchlage auf der Behandlungsliege.
Zuerst bedecke ich seinen Oberkörper mit zwei quer liegenden Handtüchern, umhülle den Rand der Unterhose und schiebe sie bis zur Gesäßfalte zurück.
Dann lege ich das Laken und die Wolldecken von rechts und links um Beine und Oberkörper und bedecke die Arme mit Flanell-Ärmeln, um den Wärmeverlust zu minimieren.
Das verstellbare Kopfteil erhält seine richtige Höhe, damit der Nacken entspannt ist und der Patient frei atmen kann.
Die Arme liegen locker auf den Armstützen.
Eine Knierolle unter den Fußgelenken verhindert deren Überstreckung und sorgt für eine Entspannung der unteren Rückenmuskulatur.
Die Füße werden nun locker mit der Wolldecke umhüllt.
Oberkörper oder Becken können je nach Bedürfnis durch ein Kissen entspannt gelagert werden.

Stand des Behandlers

Zum Patienten gewandt, stehe ich in leicht geöffneter Schrittstellung an seiner linken Körperseite; mein Blick ist kopfwärts gerichtet.
Die gesamte Behandlung erfolgt in dieser Position.
Um die vorhandene Wärme zu bewahren, decke ich nur diejenigen Körperteile auf, die behandelt werden sollen.
Danach werden sie sogleich wieder mit Handtüchern bedeckt.

Rücken- und Nackenbehandlung

Abstriche

(siehe Buch »Einführung in die Rhythmischen Einreibungen nach Wegman/Hauschka«)

Eingangslemniskate

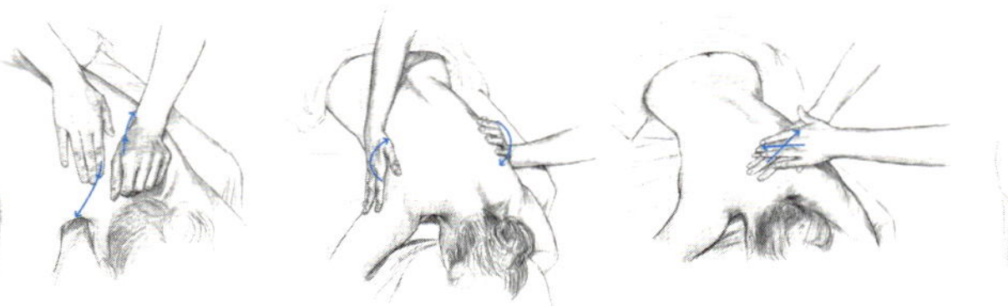

Mit beiden Händen gleichzeitig zwischen den Schulterblättern beginnend, taucht meine linke Hand mit der Handwurzel, die rechte mit den Fingerbeeren leicht in das Gewebe ein.
Während sich die rechte Hand in leichtem Bogen nach oben außen bewegt und das Schultergelenk und Schulterblatt in einer kreisenden Bewegung umhüllt, bewegt sich die linke Hand in leichtem Bogen nach unten außen und umkreist schwingend die Schulterblattspitze bis in die Seite.
Dort angekommen, liegen sich beide Hände diagonal versetzt gegenüber und beginnen in den Lemniskatenbögen im Uhrzeigersinn gleichzeitig bis zum inneren Umkehrpunkt zu verdichten.
Dabei taucht die rechte Hand, sich in sattem Gewebekontakt öffnend, mit der Handwurzel in das Gewebe ein und lässt es über die Ballen bis zur Mittelhand gleiten.
Bei der linken Hand gleitet das Gewebe im gesamten Ballenbereich der Hand von der Kleinfingerseite in Richtung Daumenballen.

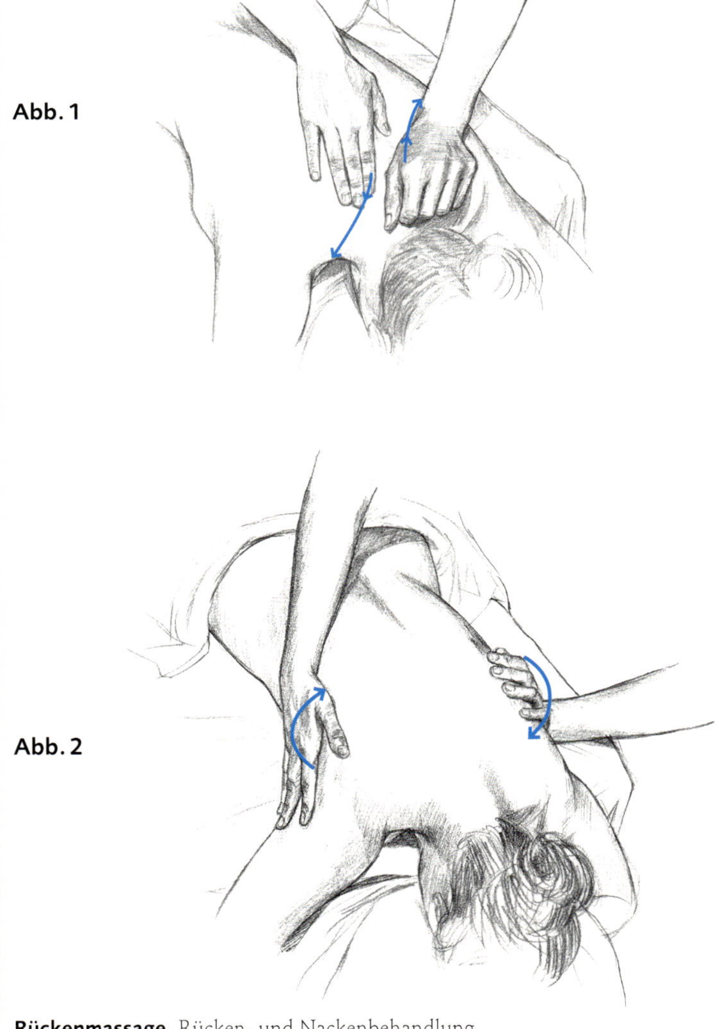

Abb. 1

Abb. 2

Liegen sich beide Hände in den Flanken gegenüber, ist der größte Punkt der Verdichtung erreicht.
Im Anschluss daran erfolgt in einer lösenden Gebärde in der Phase des Saugens das »Leichten«, dessen Wirkung entgegen der äußeren Bewegung in die Tiefe des Gewebes sich entwickelt.
Danach wird das Gewebe langsam entlassen, und die beiden Hände schwingen in einem Halbbogen zurück zur Wirbelsäule.
Während die rechte Hand den Kontakt im Kreuzungspunkt über der Wirbelsäule zum Gewebe behält, löst sich die linke Hand, kreuzt über die rechte und schwingt, den Kontakt auf der gegenüberliegenden Körperseite wieder aufnehmend, nach außen zum Musculus latissimus dorsi.
(Im Kreuzungspunkt über der Wirbelsäule ist die größte Weite, der äußere Umkehrpunkt.)
Sind beide Hände erneut diagonal versetzt in den Flanken angekommen, beginnen sie, wie oben beschrieben, wieder mit dem gleichzeitigen Verdichten, jetzt gegen den Uhrzeigersinn.
Dieses rhythmische Schwingen zwischen Wirbelsäule und Flanken wiederholt sich einige Male und endet schließlich seitlich am Becken mit einem Abstrich.
Dieser beginnt unterhalb des Beckenkamms (Crista iliaca) auf dem Musculus glutaeus medius und klingt in Richtung Trochanter major aus.

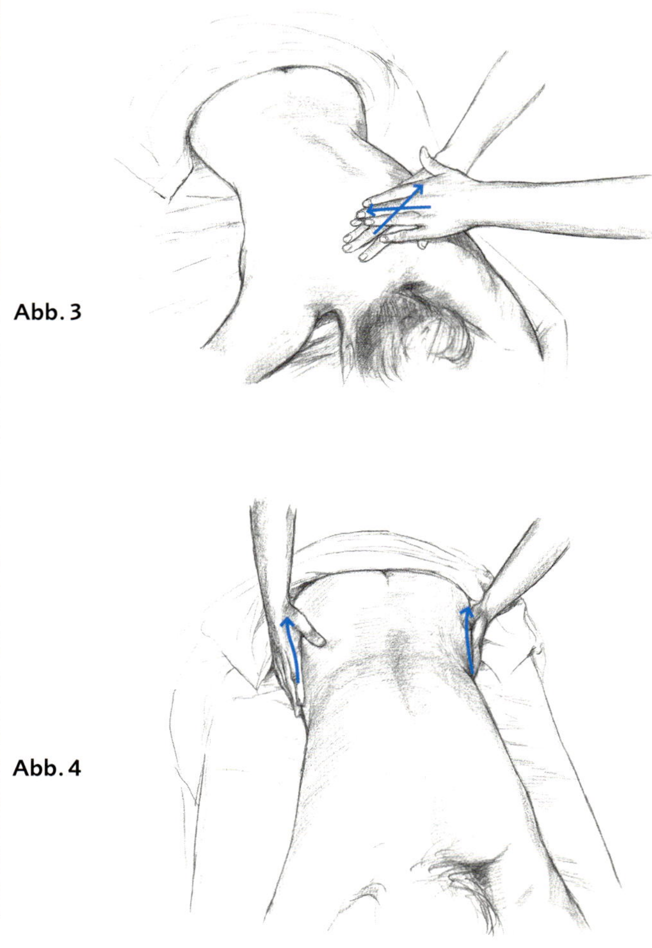

Abb. 3

Abb. 4

Friktionen am Hinterhauptsrand

Meine linke Hand ruht leicht und entspannt auf der linken Schulter des Patienten.
Die rechte Hand öffne ich so weit, dass die Daumenbeere und die Beere des Mittelfingers entlang des Hinterhauptsrandes (Linea nuchae) von lateral (Processus mastoideus) nach medial bis zum Hinterhauptsloch kleine Friktionen durchführen können.
Dabei werden zuerst die Ansätze des Musculus sternocleidomastoideus behandelt.
Anschließend werden in Richtung Wirbelsäule die Muskelansätze des Musculus trapezius in der ersten Linie auf dem Hinterhauptsrand gelöst.
Die Daumenbeere beschreibt dabei kleine spiralige Bewegungen im Uhrzeigersinn, die Mittelfingerbeere gegen den Uhrzeigersinn.
Sind beide Finger mit den Friktionen am Hinterhauptsloch angekommen, erfolgt die zweite Linie etwas unterhalb der ersten, und die dritte unterhalb des Hinterhauptsrandes.

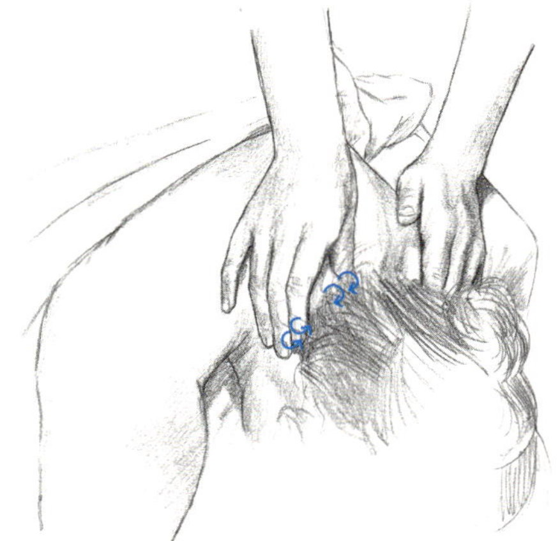

Abb. 5

Kaninchengriff

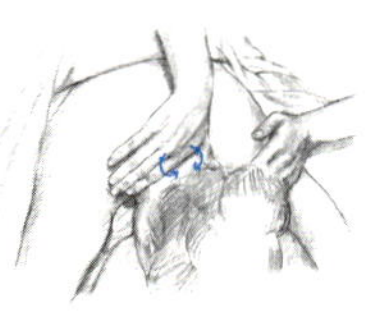

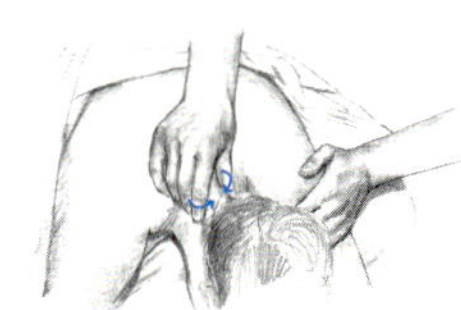

Danach öffnet sich meine rechte Hand wieder und geht vom Hinterhauptsrand bis zum 7. Halswirbel auf dem Musculus trapezius in das Einhandkneten über. Dieses kann so oft wiederholt werden, bis sich die Spannung im Gewebe und im Nackenband löst.
Im Anschluss an den Kaninchengriff kann jedes Mal in einem fließenden Übergang das phasenverschobene Zweihandkneten des 7. Halswirbels angeschlossen und mit einem Tannenbaum oder Abstrich der Griff beendet werden.

Abb. 6

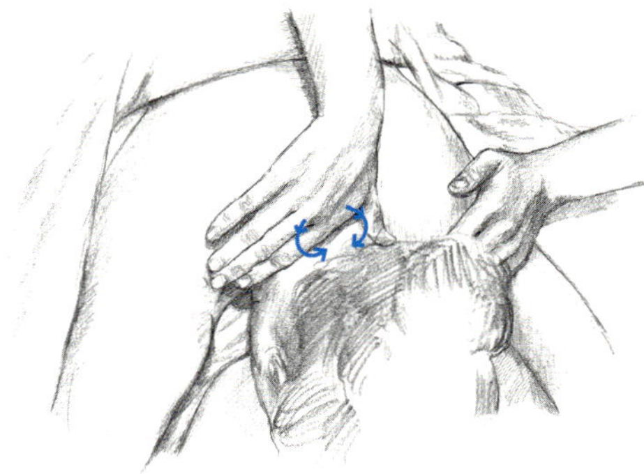

Abb. 7

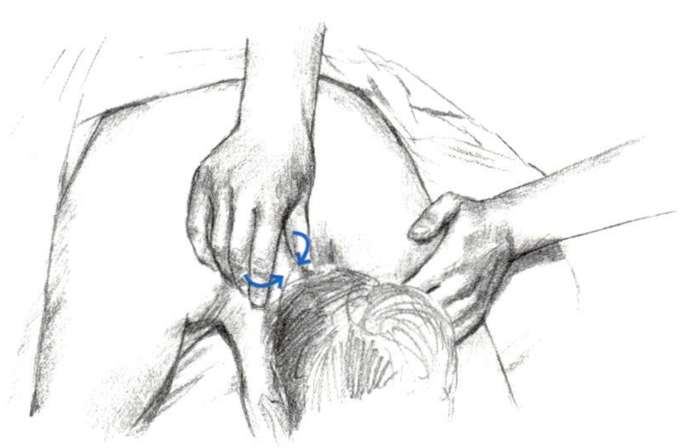

Knetlinien des Nackens

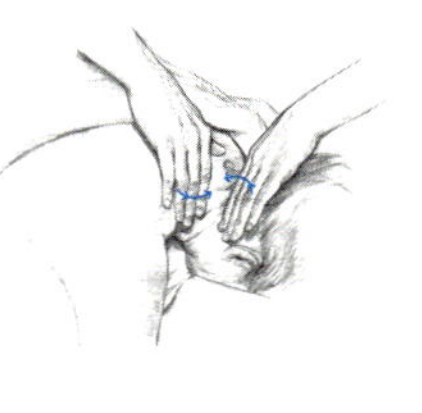

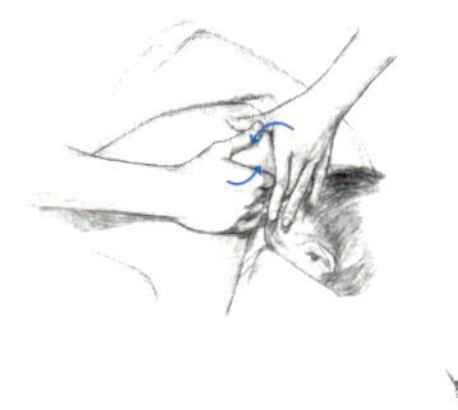

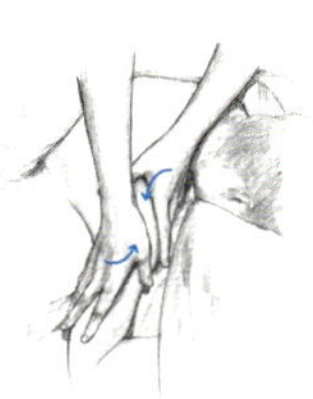

Ich beginne nun das phasenverschobene Zweihandkneten zuerst der rechten Nackenseite vom Hinterhauptsrand über den 7. Halswirbel bis zum Schultergelenk entlang des absteigenden und querverlaufenden Teiles des Musculus trapezius.

Abb. 8

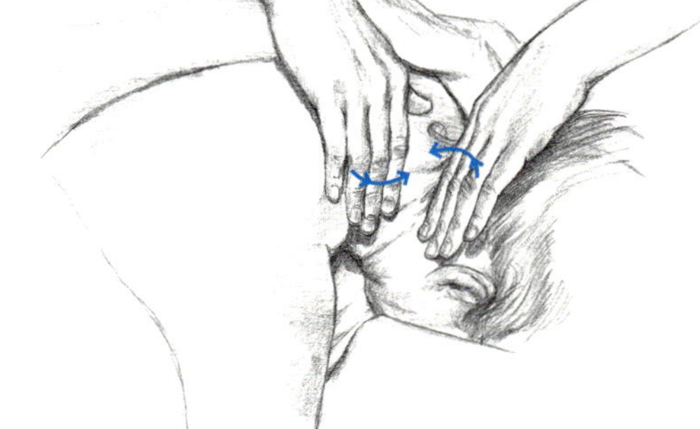

Am Schultergelenk geht das phasenverschobene Zweihandkneten in den Reitergriff über.
Dabei wendet sich die rechte Hand nach der letzten Knetung auf dem Musculus trapezius so, dass sie wie ein »Reiter auf dem Pferd« auf dem Musculus deltoideus zu »sitzen« kommt.
Die Finger weisen zur Rückseite des Armes zum Musculus triceps brachii, der Daumen zur Vorderseite, zum Musculus biceps brachii.
Sie behalten dabei ihre kreisende Knetrichtung gegen den Uhrzeigersinn bei.
Die linke Hand verlässt beim letzten Lösen auf dem Musculus trapezius gleichzeitig ihre Position, gleitet leicht über das Schulterdach (Acromion) und taucht beim nächsten Verdichten, ebenfalls als »Reiter« auf dem Musculus deltoideus »sitzend«, in das phasenverschobene Zweihandkneten ein.
Am Muskelansatz des Musculus deltoideus, an der Tuberositas deltoidea humeri, verwandle ich die Bewegung des Knetens in ein tief saugendes Walken.
Die rechte Hand schwingt dabei auf die Rückseite des Oberarmes und taucht auf dem Musculus triceps brachii ins Gewebe ein, während die linke Hand auf der Vorderseite des Oberarmes, auf dem Musculus biceps brachii, eintaucht.
Das Walken endet am Ellenbogengelenk.

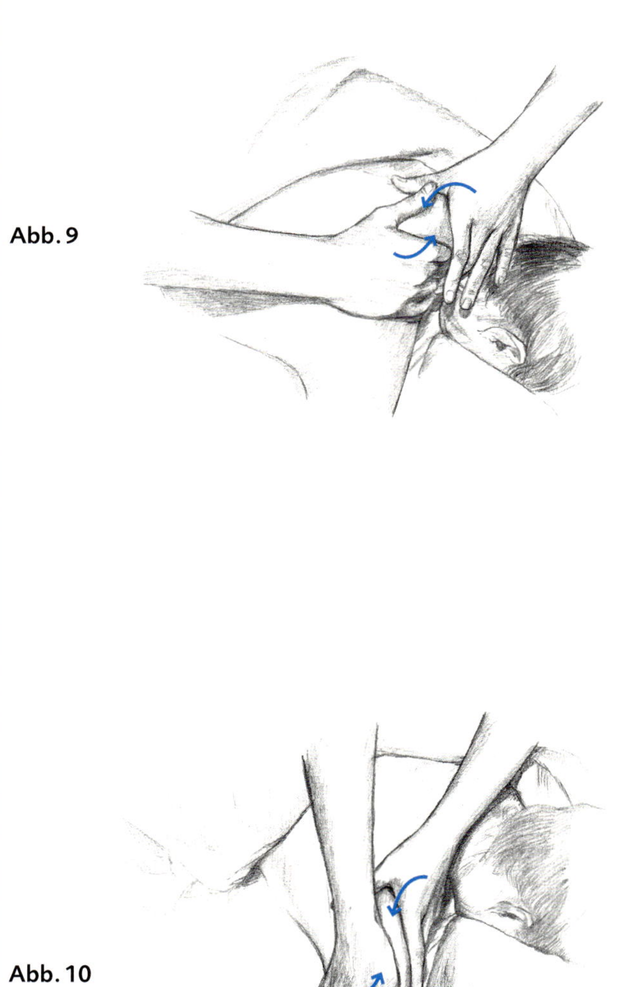

Abb. 9

Abb. 10

Vorlockern in drei Linien

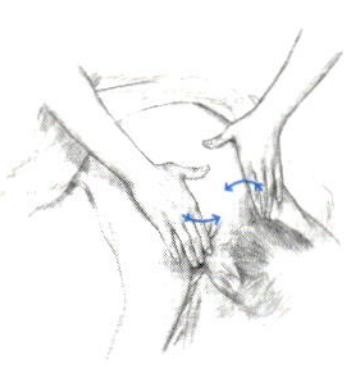
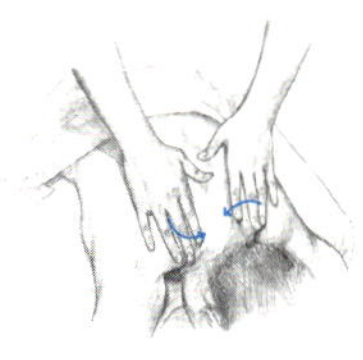

Kneten des 7. Halswirbels mit anschließendem Vorlockern der inneren Linie

Ich lege meine Hände flächig, mit geöffnetem Daumen-Zeigefinger-Winkel, rechts und links neben den 7. Halswirbel, sodass dieser in dem Dreieck liegt, welches sich dabei zwischen den Händen bildet.

Nun beginnen meine beiden Hände zuerst zart, dann immer tiefer verdichtend das Gebiet um den 7. Halswirbel herum mit dem flächigen, phasenverschobenen Zweihandkneten aufzulockern.

Übergangslos schließt sich mit demselben phasenverschobenen Zweihandkneten das Vorlockern der ersten Linie entlang der Wirbelsäule auf dem Rückenstrecker an, welches auf dem Kreuzbein endet.

Diese Linie entspricht dem ersten Abstrich zum Auftakt der Behandlung.

Danach beginnen beide Hände unterhalb der Schulterblattgräte mit der mittleren Linie, entsprechend dem zweiten Abstrich, von cranial nach caudal, wie oben beschrieben, das Gewebe vorzulockern.

Die äußere Linie des flächigen Vorlockerns verläuft in den Flanken und entspricht der Form des dritten Abstrichs.

Sie beginnt unterhalb der Achselhöhle und endet auf dem Musculus glutaeus medius.

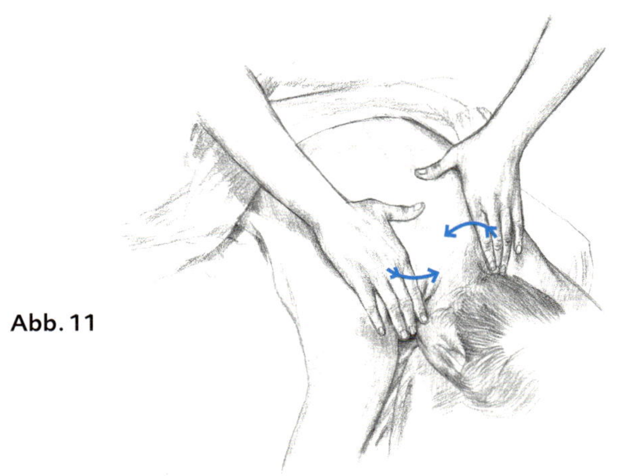

Abb. 11

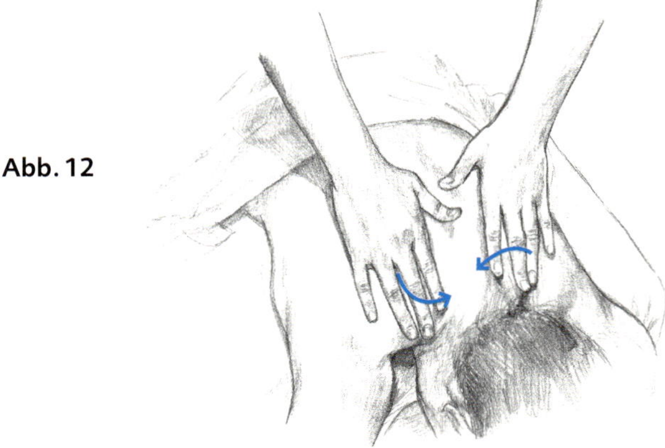

Abb. 12

Kneten des 7. Halswirbels

Ich wiederhole das Vorlockern am 7. Halswirbel.
Je weicher dadurch das Gewebe wird, desto eher kann das Vorlockern in ein tiefes Kneten übergehen.
Dabei können meine Finger, das Gewebe in der Leichte haltend, unter den Rand des Musculus trapezius gleiten und die Muskelansätze am Processus spinosus des 7. Halswirbels lockern.

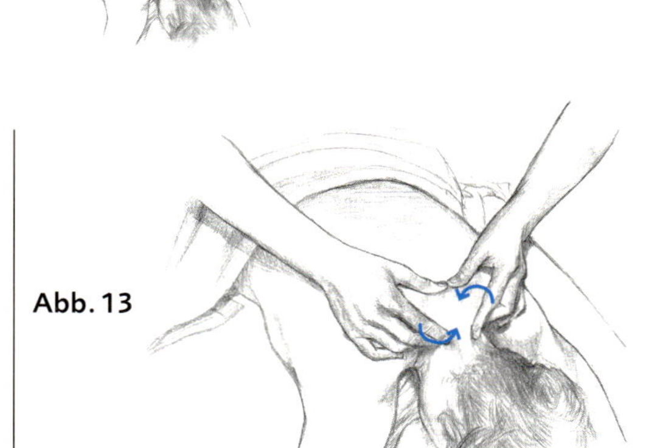

Abb. 13

Tannenbaum

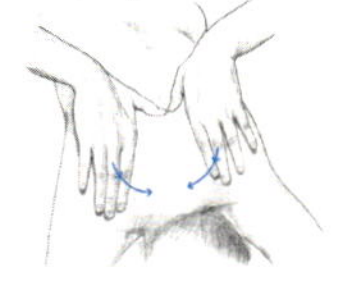

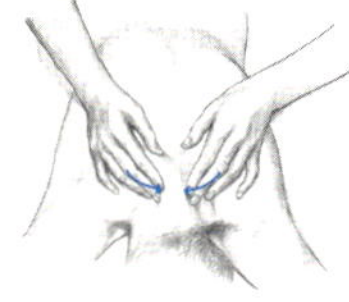

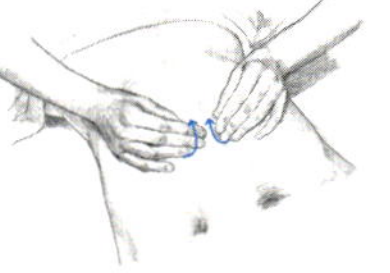

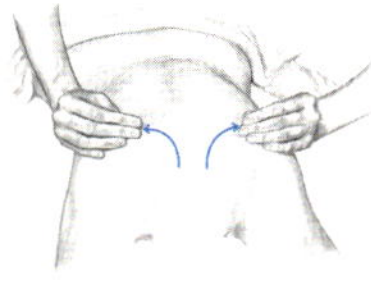

Damit das gelockerte Gewebe einen die Wirbelsäule abwärts strömenden Impuls bekommt, schließt der sogenannte »Tannenbaum« an.
Er ist im Buch »Einführung in die Rhythmischen Einreibungen nach Wegman/Hauschka« im Kapitel »Einreibungen des Schultergürtels« beschrieben.
Mit gegenläufigen Kreisen verdichten meine Hände in Richtung Wirbelsäule das Gewebe paravertebral und lösen es (»Spitze«).

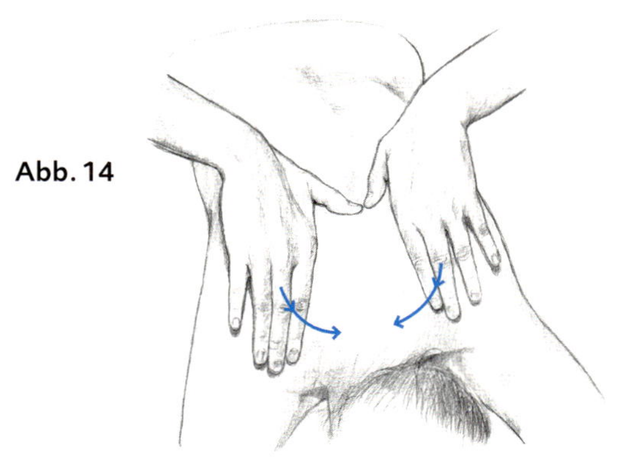

Abb. 14

Nach der Zäsur des »Leichtens« impulsieren meine sich rundenden Finger das verdichtete Gewebe in einem kurzen Abstrich beckenwärts und schwingen anschließend in sich lösender Gebärde zu den beiden Körperhälften in die Weite (»Zweige«).
Dort öffnen sich meine Hände erneut, und die Finger schwingen zurück zur Wirbelsäule, indem sie die begonnenen Kreisbewegungen vollenden.
Im gesamten Verlauf der Brustwirbelsäule wiederholen sich nun dieses schwingende Verdichten und Lösen an der Wirbelsäule und das anschließende Abstreichen mit dem Ausklang in die Weite.
Die letzte Bewegung endet mit dem Eintauchen links und rechts der Brustwirbelsäule und einem kräftigen Abstrich des Gewebes (»Stamm«).

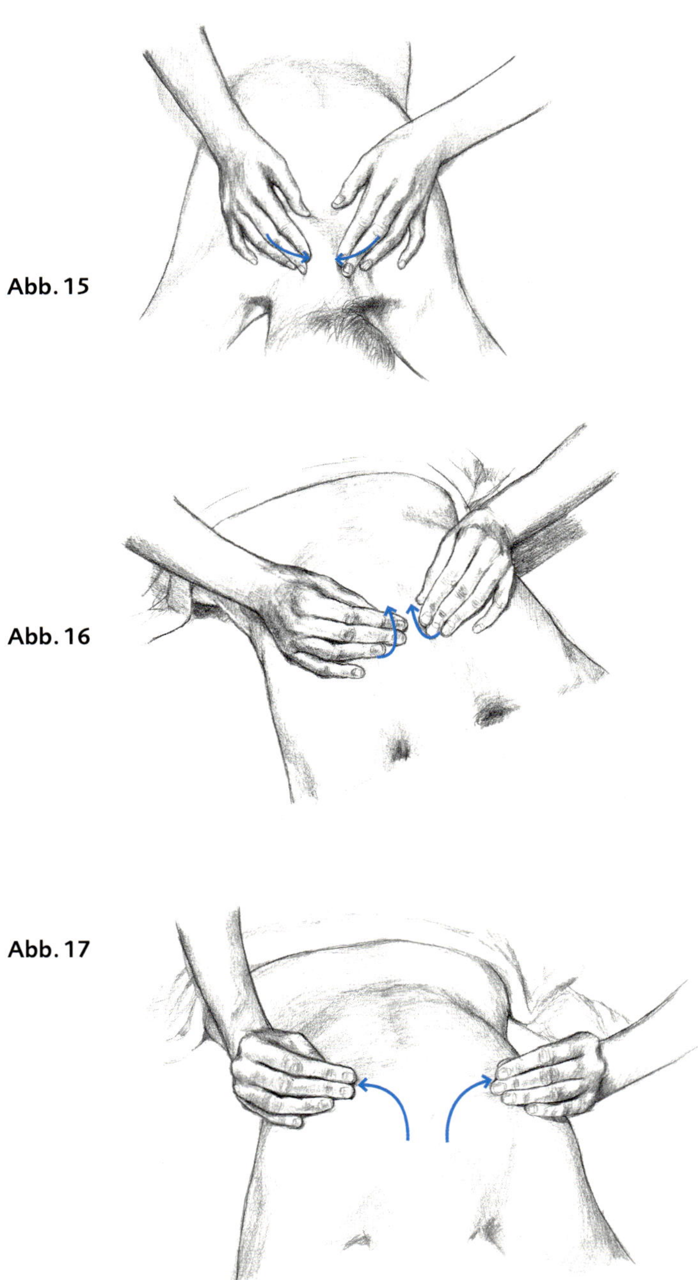

Abb. 15

Abb. 16

Abb. 17

Kneten der rechten Körperhälfte

außen

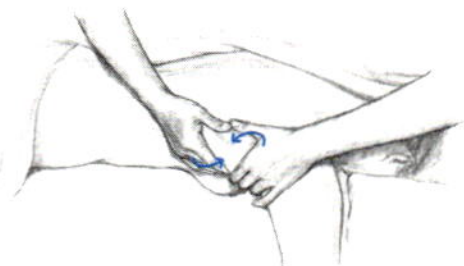

Unterhalb der Achselhöhle tauchen meine beiden Hände ins Gewebe ein und beginnen dort am Musculus latissimus dorsi mit dem phasenverschobenen Zweihandkneten.
Mit fließend ineinander übergehenden Griffen behandeln sie die rechte Flanke hinunter bis zum Musculus obliquus externus abdominis und enden am Beckenkamm.
Diese Knetlinie kann mehrmals wiederholt werden.

Abb. 18

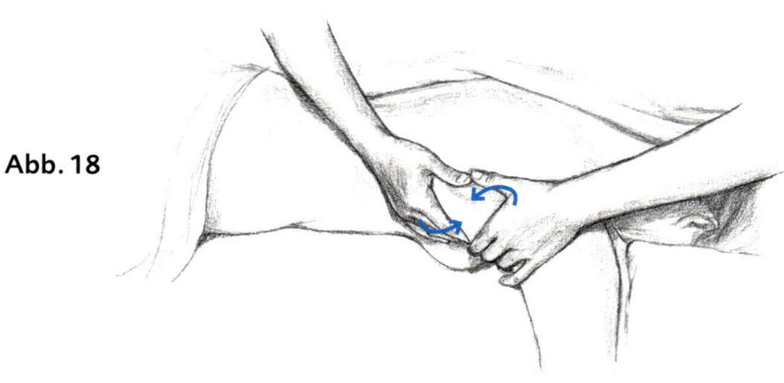

innen

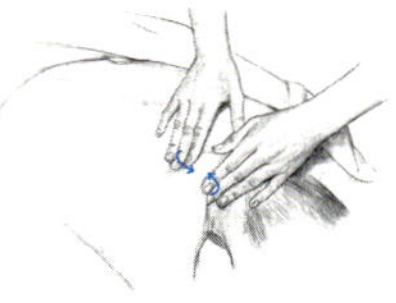

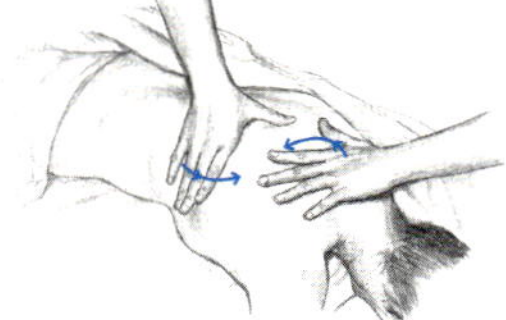

Die zweite Knetlinie beginnt neben dem 7. Halswirbel auf dem Musculus erector spinae und folgt seinem Verlauf.
Am Beginn der Knetlinie, zwischen der Wirbelsäule und dem Schulterblattrand, kann mit den Fingern geknetet werden.

Abb. 19

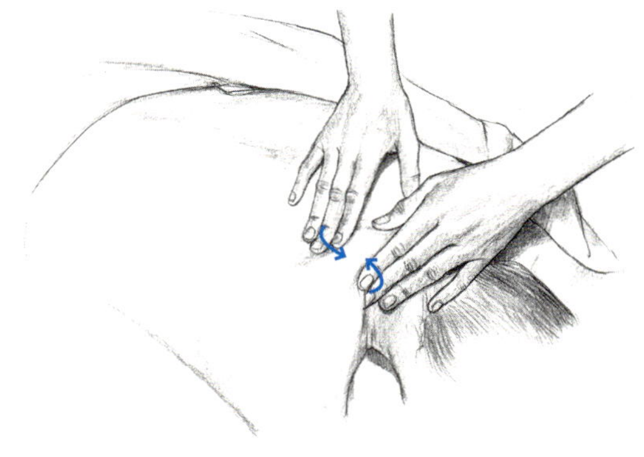

Unterhalb der Schulterblattspitze wird das Kneten wieder flächig und endet auf dem Kreuzbein.
Diese Knetlinie kann ebenfalls mehrmals wiederholt werden.
Soll das Kneten örtlich sein, beginnen meine beiden Hände gleichzeitig mit ihren Impulsen.
Wird die Knetlinie caudal betont, gibt die linke Hand die Richtung an, indem sie das impulsierende Verdichten, wie bei einem Herzschlag, ein klein wenig früher als die rechte beginnt.
Dabei empfängt die rechte Hand lauschend diesen Impuls, damit ein gemeinsamer innerer Umkehrpunkt entstehen kann.
Das Kneten der linken Körperhälfte geschieht zunächst auf dem Rückenstrecker und danach in der Flanke.

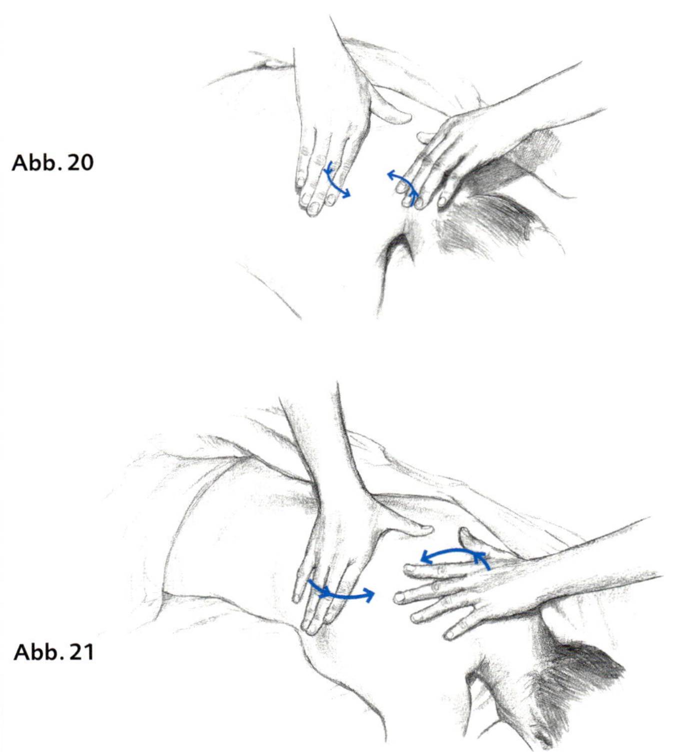

Abb. 20

Abb. 21

Wärmekreise

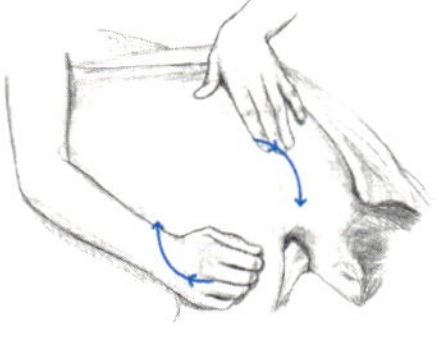

Die Wärmekreise auf der rechten Körperhälfte beginne ich im Uhrzeigersinn.
Mit den Fingerbeeren meiner linken Hand tauche ich zwischen der Wirbelsäule und dem Schulterblatt leicht in das Gewebe ein.
Anschließend öffne ich meine Hand bis zur größten Verdichtung des Gewebes, das im Verlauf eines kurzen Weges auf dem Rückenstrecker bis in die Mittelhand strömt.

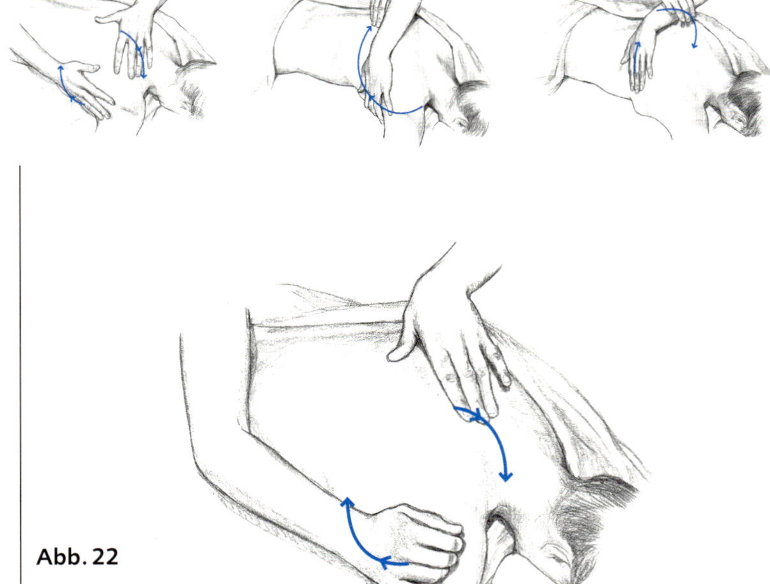

Abb. 22

Gleichzeitig beginne ich mit der rechten Hand, etwas nach oben diagonal versetzt, unterhalb des Schultergelenkes an der Flanke mit der Handwurzel in das Gewebe einzutauchen.
Die Hand ist zunächst locker geschlossen.
Beim Öffnen gleitet sie, einen etwas längeren Weg in der Flanke zurücklegend, zum Punkt der größten Verdichtung, bis das Gewebe satt in der Mittelhand liegt.
Jetzt begegnen sich beide Hände im eben gemeinsam gebildeten Moment der Verdichtung auf gleicher Höhe.
Nun löse ich meine Hände aus dem Spannungskreis für kurze Zeit heraus.
Das Gewebe kann sich wieder ausdehnen und in die Weite schwingen.
Hier klingt der Impuls des Leichtens aus und kehrt um.
Dies begleite ich mit einem anfänglich leichten, dann immer stärker werdenden Lösen innerhalb meiner Hände.
Diese bewegen sich weiterhin auf der Kreisbahn im Uhrzeigersinn.
Im weiteren Verlauf lasse ich meine linke Hand in Richtung Flanke schwingen.
Gleichzeitig klingt die Bewegung der rechten Hand im Lösen über die Fingerbeeren auf halbem Weg zur Wirbelsäule aus.
Mit der linken, nun gelösten Hand vollende ich in ständigem Gewebekontakt (»Sonnenhand«) den Halbkreis bis zur Wirbelsäule.

Abb. 23

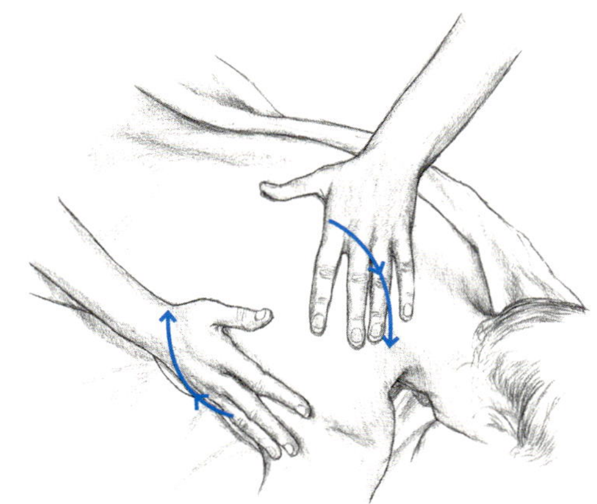

Sobald ich dort mit den Fingerbeeren im äußeren Umkehrpunkt angekommen bin, lasse ich die Bewegung in die Weite ausklingen.
Gleichzeitig löse ich mit meiner rechten Hand, meinen linken Unterarm kreuzend, kurz den Kontakt zum Gewebe. Erneut eintauchend, schwingt sie in einem Halbbogen zur Flanke zurück. Dort klingt die Bewegung in der Weite aus (»Mondhand«).
Nach einer zur Ruhe gekommenen Umkehr beginne ich den Prozess des Eintauchens von neuem.
In dieser Weise kreisen meine Hände langsam auf dem Thorax abwärts zum Becken und beenden dort die Wärmekreise an der lateralen Seite des Beckens mit einem Abstrich der rechten Hand (»Mondhand«) auf dem Musculus glutaeus medius.
Bei den Wärmekreisen auf der linken Körperhälfte bleibe ich mit der rechten Hand in ständigem Kontakt mit dem Gewebe (»Sonnenhand«), während ich mit meiner linken Hand einen halben Bogen in der Luft vollziehe (»Mondhand«).

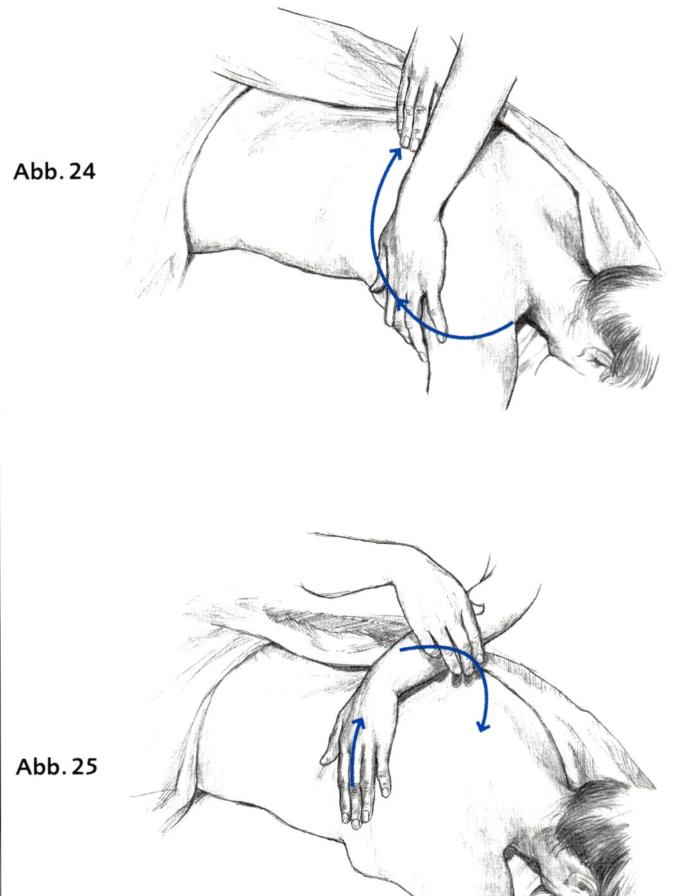

Abb. 24

Abb. 25

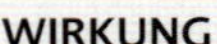

WIRKUNG

Atmungsvertiefend, durchwärmend, belebend, Bewusstsein schaffend für den Rückraum, schmerzlindernd, Aufrichte fördernd, Verspannungen und Stauungen lösend.

INDIKATIONEN

Skoliose und/oder Torsion der Wirbelsäule, Haltungsschwächen, Bandscheibenvorfall, Hexenschuss, Morbus Scheuermann, Morbus Bechterew, Morbus Parkinson, Multiple Sklerose, Krebserkrankung, chronische Erschöpfung, Zukunftsängste, biografische Krisen etc.

BEACHTE

Strömungsrichtungen am Rücken abwärts.
Bei Skoliose und/oder Torsion die Wirbelsäule immer ihrem Urbild entsprechend behandeln.

Kreuzbehandlung

Eingangslemniskate auf dem Kreuz

(siehe Seite 25)

Lendenraute ausstreichen

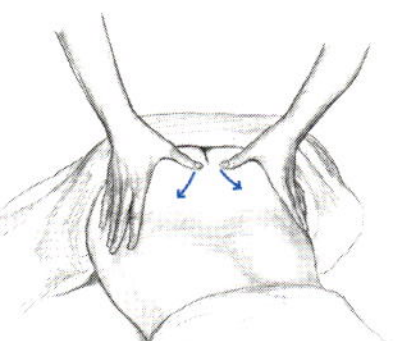

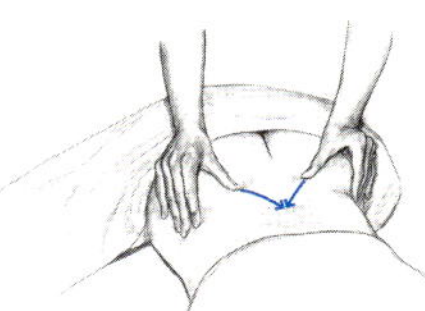

Die Lendenraute, auch »Michaelische Raute« genannt, erstreckt sich vom Beginn der Gesäßfalte über die Spina iliaca posterior superior des Beckens bis zum Processus spinosus des 5. Lendenwirbels.

Beide Glutaen mit den Händen stützend, tauche ich mit beiden Daumenbeeren unterhalb der Gesäßfalte an der Spitze des Os sacrum schöpfend in das Gewebe ein und schwinge mit leichter Betonung entlang der Ansatzlinie des Musculus glutaeus maximus bis zur Spina iliaca posterior superior.

Dort klingt meine Bewegung im Lösen aus, kehrt um, und mit dem neuen gemeinsamen Ziel des Dornfortsatzes am 5. Lendenwirbel tauchen meine beiden Daumenbeeren erneut schöpfend in das Gewebe ein und entlassen es im Lösen am Processus spinosus des 5. Lendenwirbels.

Das Ausstreichen der Michaelischen Raute kann einige Male wiederholt werden.

Abb. 26

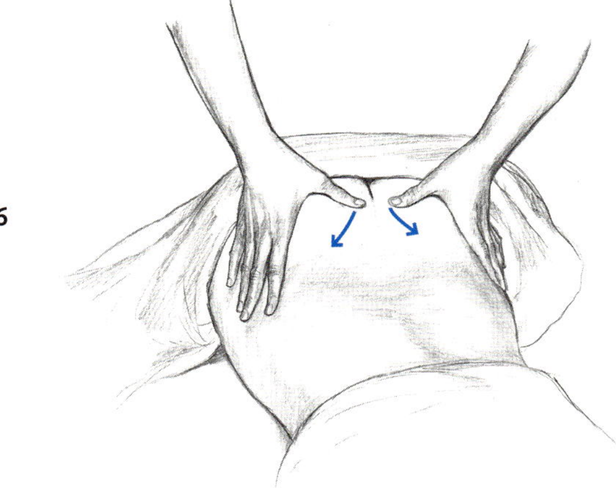

Abb. 27

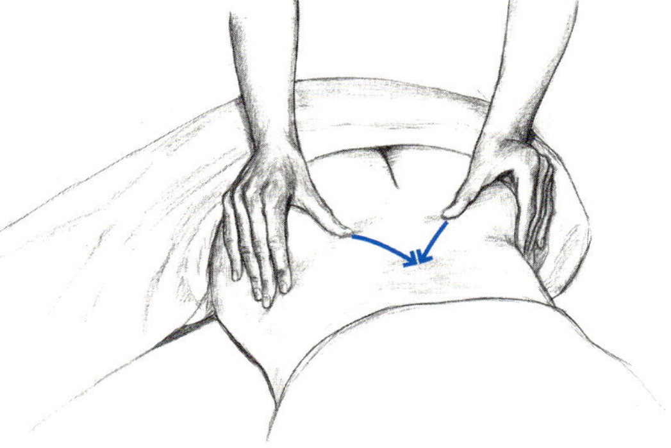

Lendenraute kneten

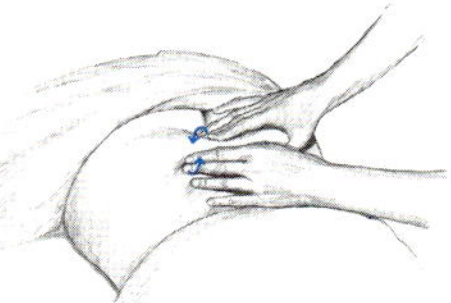

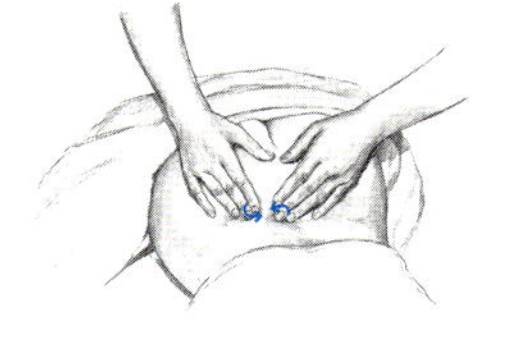

Zuerst wird die rechte Seite der eben ausgestrichenen Ränder der Lendenraute mit dem phasenverschobenen Zweihandkneten der Fingerbeeren in zwei nebeneinander liegenden Linien geknetet.
Die erste Knetlinie verläuft auf dem Musculus glutaeus maximus, die zweite wird etwas nach innen versetzt auf dem Kreuzbein durchgeführt.
Anschließend erfolgt die Behandlung der linken Körperhälfte.

Abb. 28 und 29

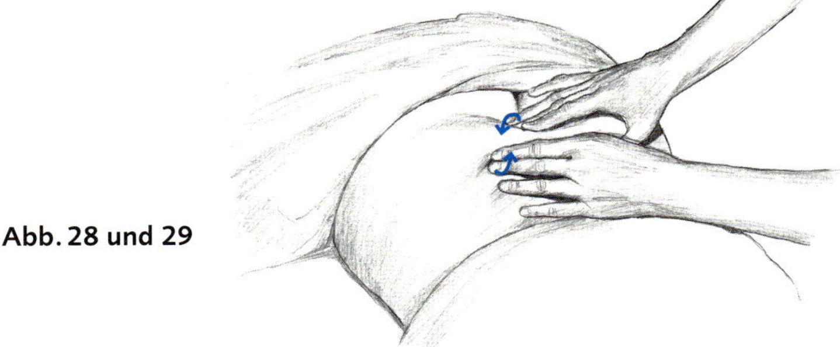

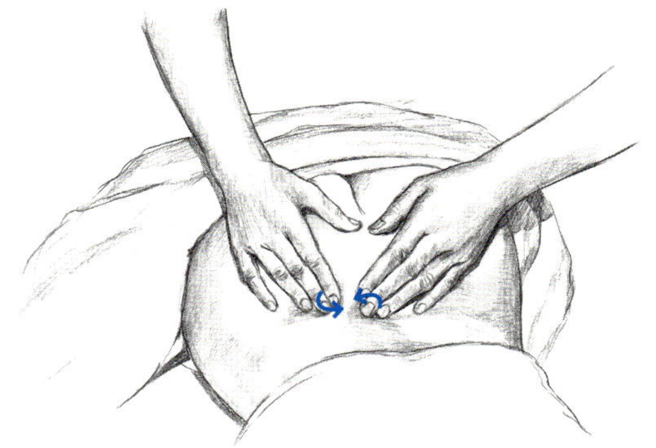

Kreuzbein auskneten

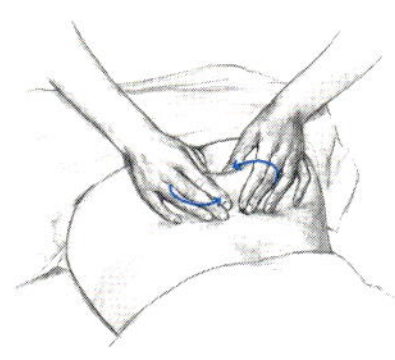

Mit dem phasenverschobenen Zweihandkneten wird auf dem Kreuzbein das Gewebe zunächst großflächig durchgearbeitet.
Danach folgt das tiefe Kneten mit den Fingern, um das »verklebte« Gewebe zu lösen.

Abb. 30

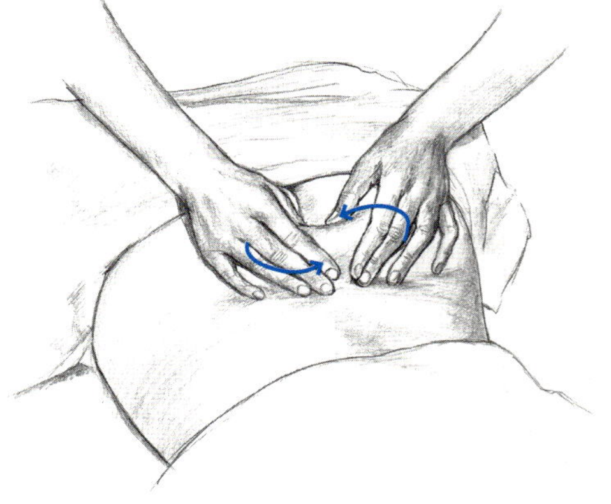

Strahlenförmiges Kneten des Beckens

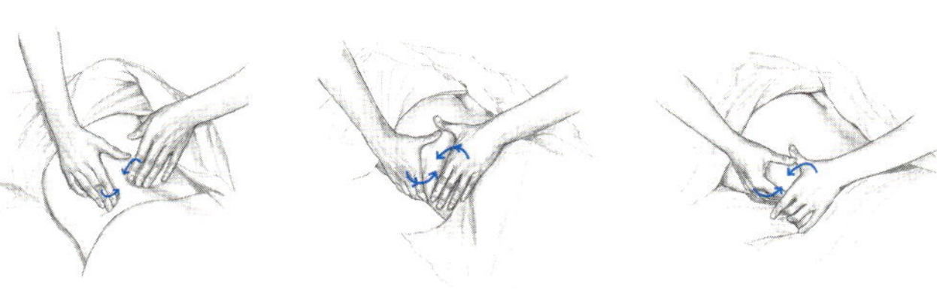

Erste Knetlinie

Ich beginne oberhalb des Beckenkamms, an der Spina iliaca posterior superior, die Ansätze der Rücken-Lenden-Faszie des Musculus latissimus dorsi mit saugenden, phasenverschobenen Knetungen der Finger zu lösen. In der Flanke endet die erste Linie auf der Höhe des Beckenkamms an den Muskelansätzen des Musculus obliquus externus abdominis.

Abb. 31

Zweite Knetlinie

In gleicher Weise beginnen meine Finger unterhalb des Beckenkamms, ebenfalls an der Spina iliaca posterior superior, und lösen, dem Beckenkamm folgend, die Ansätze des Musculus glutaeus maximus und medius.

Abb. 32

Dritte Knetlinie

Mit phasenverschobenen Knetungen der Finger löse ich zuerst an der Gesäßfalte, dem Kreuzbeinrand folgend, die Muskelansätze des Musculus glutaeus maximus und schwinge dann in einem Bogen auf den Muskelbauch desselben bis in die Seite zum Musculus glutaeus medius.

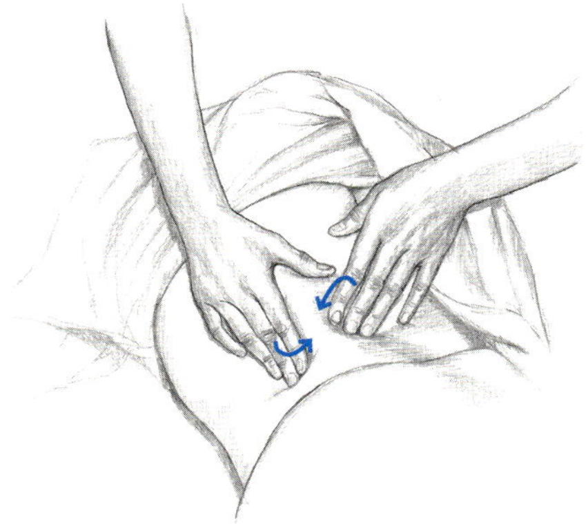

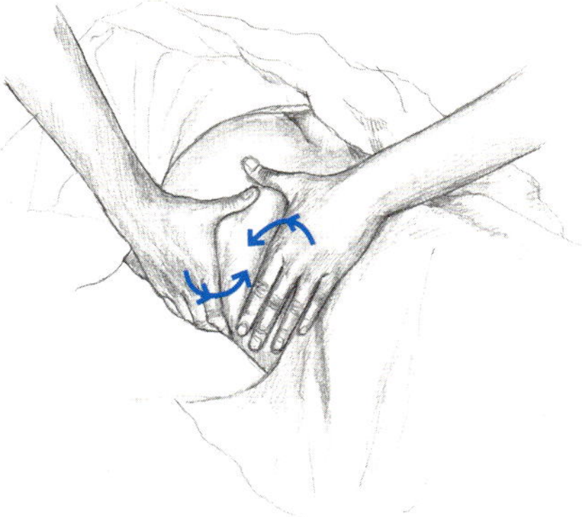

Abb. 33

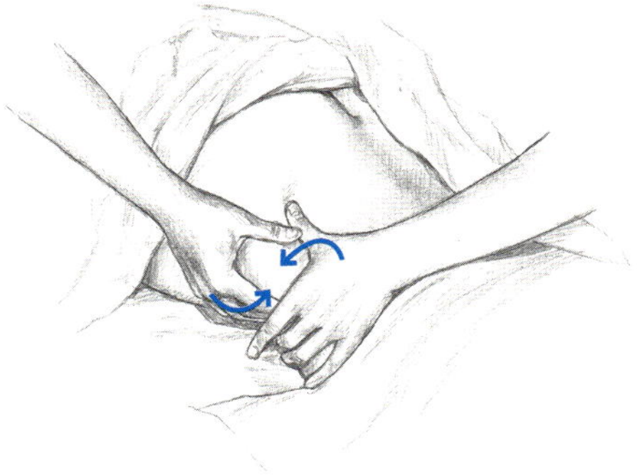

Beidhändiges Daumenkneten

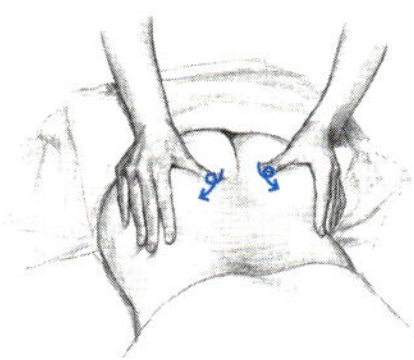

Anschließend stütze und hülle ich mit geöffneten Händen den Musculus glutaeus maximus, während die beiden Daumen, rechts und links an der Gesäßfalte beginnend, in einer schöpfenden Knetbewegung den Rand des Musculus glutaeus maximus lösen.
Diese nacheinander einsetzenden Knetbewegungen beider Daumen haben einen herzschlagartigen Rhythmus.
In dieser Weise werden, dem Beckenkamm folgend, die Ansätze des Musculus glutaeus maximus und medius bis zum Musculus tensor fasciae latae geknetet.

Abb. 34

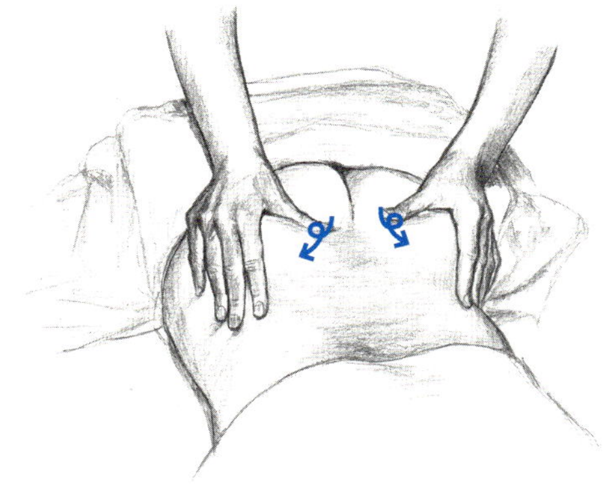

Keimblatt

Den Abschluss der Kreuzbehandlung bildet das wärmende Keimblatt auf dem Os sacrum, wie es als »Guten-Morgen-Lemniskate« im Buch »Einführung in die Rhythmischen Einreibungen nach Wegman/Hauschka« bereits beschrieben ist.

WIRKUNG
Durchwärmend bis in die Beine, entspannend, Blockaden lösend, Schmerz lindernd, Stauungen und Stockungen lösend.

INDIKATIONEN
Hexenschuss, blockierte Iliosakralgelenke, Myogelosen, Lendenwirbelsäulen-Syndrom, Verdauungsstörungen, Menstruationsbeschwerden, Bandscheibenvorfall in der Lendenwirbelsäule.

BEACHTE
Bei akuten Ischialgien Vorsicht mit Wärme anregenden Griffen.

Nackenableitung und Armmassage im Sitzen

Lagerung des Patienten

Der Patient sitzt in aufrechter Haltung so auf einem Stuhl, dass die gesamte Brustwirbelsäule frei bleibt.
Die Füße des Patienten berühren vollständig den Fußboden.
Ein Kissen auf dem Schoß ermöglicht das Abstützen der Unterarme, damit sich Schultergürtel und Nacken entspannen können.
Der Patient ist bis zum Hals in ein Flanell-Laken und eine Wolldecke eingehüllt, deren obere Enden sich hinten am Rücken überlappen.
Beim Freimachen des Rückens werden die beiden Enden hinten nach rechts und links aufgedeckt, sodass sie seitlich locker herunterhängen.
Die Schultergelenke bleiben jedoch bedeckt.

Stand des Behandlers

Ich stehe hinter dem Patienten in Schrittstellung.

Nackenableitung

Abstriche

(siehe Buch »Einführung in die Rhythmischen Einreibungen nach Wegman/Hauschka«)

Beidhändiges Daumenkneten

Das beidhändige Daumenkneten ist bereits im Kapitel über die Kreuzbehandlung beschrieben worden.
Am Rücken werden nun die Ränder des Musculus trapezius schöpfend gelöst.
Ich beginne an seiner Spitze auf Höhe des 12. Brustwirbels und tauche abwechselnd mit beiden Daumen in einem herzschlagartigen Rhythmus mit den Knetungen ein.
Im weiteren Verlauf in Richtung Achselhöhle erreiche ich den oberen Rand des Musculus latissimus dorsi und in der Seite auch den Musculus teres major.
In den Flanken, direkt unterhalb der Achselhöhlen, enden die Knetungen.

Kneten des 7. Halswirbels

(siehe Seite 31)

Kneten entlang der Wirbelsäule

Das Kneten entlang der Wirbelsäule kann, wie bei der Rückenbehandlung beim Vorlockern beschrieben, zuerst flächig durchgeführt werden.
Lösen sich die Spannungen innerhalb der Muskulatur, kann es aus der flächigen Hand in ein tiefes Kneten mit den Fingerbeeren übergehen, sodass auch die kleineren Muskeln zwischen den einzelnen Wirbeln in der Tiefe von der Sogwirkung erreicht werden.

Tannenbaum

(siehe Seite 31)

Friktionen am Hinterhauptsrand

(siehe Seite 27)

Kaninchengriff

(siehe Seite 28)

WIRKUNG

Spannungen lösend und ableitend, Schmerzen lindernd, wärmend, Durchblutung fördernd, Stauungen und Stockungen ins Fließen bringend, Rückraum öffnend.

INDIKATIONEN

Spannungskopfschmerz, Nackenverspannungen und -schmerzen, Schleudertrauma, chronische Nasen-Nebenhöhlenerkrankungen, Sinusitis, Myogelosen, Tinnitus, Drehschwindel, nervöse Erschöpfungszustände.

BEACHTE

Die Nackenableitung kann auch im Liegen durchgeführt werden.
Eine kopfwärts gerichtete Betonung beim Eintauchen und Verdichten verstärkt alle Beschwerden.
Das Saugen beim Kaninchengriff muss aus der Mittelhand erfolgen, damit die Schilddrüse nicht eingeengt wird.
Druck auf die Arteria carotis führt zu Schwindel.

Armmassage aufwärts im Sitzen

Lagerung des Patienten

Die rechte Rückenseite des Patienten bedecke ich wieder vollständig mit dem Flanell-Laken und der Wolldecke.
Auf der linken Seite werden die Enden von Laken und Decke wie eine Toga unter dem Arm durchgeführt und bedecken dann ebenfalls den Rücken.
Der nun freie linke Ober- und Unterarm wird mit Handtüchern bedeckt.
Er ruht weiterhin auf dem Kissen.

Position des Behandlers

Ich sitze seitlich links vor dem Patienten, den Blick zu ihm gerichtet, sodass unsere beiden linken Oberschenkel parallel aneinander grenzen, ohne sich jedoch zu berühren.

Behandlung der Hand

Phasenverschobenes Kreisen

(siehe Buch »Einführung in die Rhythmischen Einreibungen nach Wegman/Hauschka«)

Kneten der Außen- und Innenkante

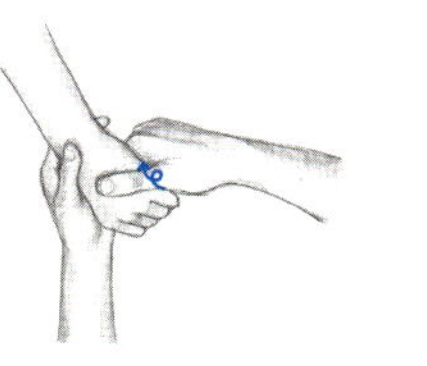
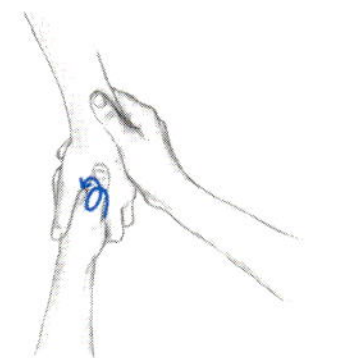
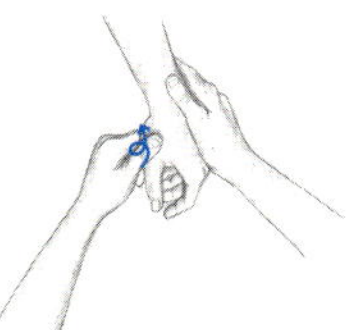

Anschließend lege ich meine linke Hand stützend warm um den Daumenballen (Thenar) der linken, sich in Pronation befindlichen Hand des Patienten.
Mit meiner rechten Hand gleite ich über das Grundgelenk des Kleinfingers (5. Articulatio metacarpophalanx) in das Gewebe ein und beginne entlang des Musculus abductor digiti minimi mit dem Einhandkneten.

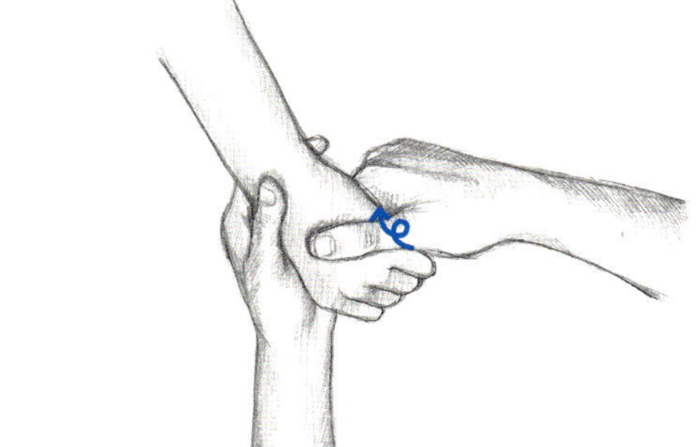

Abb. 35

An der Basis des 5. Mittelhandknochens (Os metacarpale) endend, löse ich meine rechte Hand, um die Knetlinie erneut mehrmals zu wiederholen.
Danach wechseln meine Hände ihre Position: meine Rechte stützt nun den Bereich auf der Kleinfingerseite der Patientenhand warm umhüllend.
Mit meiner linken Hand gleite ich über das Grundgelenk des Zeigefingers in das Gewebe ein und beginne entlang des Musculus interosseus dorsalis I mit dem Einhandkneten in Richtung Daumen-Zeigefinger-Winkel.
Hier tauche ich tief in diesen Winkel hinein und erreiche dort den Musculus adductor pollicis mit seinen beiden Köpfen, dem Caput transversum und Caput obliquum.
Nach mehrmaligem Wiederholen dieser Knetlinie gleitet meine linke Hand weiter auf die Außenseite des Daumens und setzt das weiche Einhandkneten des Daumenballens fort.
Dieser wird von insgesamt vier Muskeln gebildet:

- Musculus abductor pollicis brevis
- Musculus flexor pollicis brevis
- Musculus adductor pollicis
- Musculus opponens pollicis

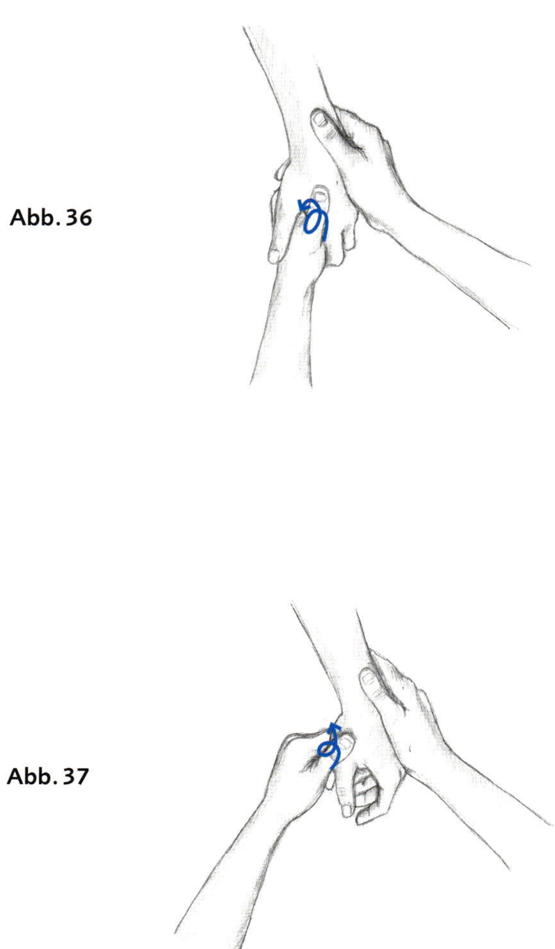

Abb. 36

Abb. 37

Ausstreichen der Zwischenräume der Mittelhandknochen

In den Zwischenräumen der Mittelhandknochen erstrecken sich die Musculi interossei dorsales.
Das Ausstreichen wird von den Fingergrundgelenken in Richtung Handwurzel durchgeführt.
Während meine Finger die Hand des Patienten unter der Handfläche stützend tragen, tauchen meine beiden Daumen, im Wechsel jeweils kurz nacheinander folgend, in kleinen, streichenden Bewegungen in das Gewebe ein.
Beim anschließenden Lösen überspringen sie sich so, dass sie nach jeder kurzen Streichung in der Luft wieder einen Halbkreis in Richtung Ausgangspunkt, d.h. zu den Fingergrundgelenken, zurückschwingen.
Dort tauchen sie erneut mit einer kurzen Streichung in Richtung Handwurzel wieder in das Gewebe ein.
So setzt jede wiederkehrende Streichbewegung der beiden Daumen ein wenig im eben behandelten Gewebe ein und führt die begonnene Richtung ein Stück weiter fort.
Die Daumen gleiten dabei von der medialen Seite der Daumenkuppen diagonal über die flächige Daumenbeere in das Gewebe ein und lösen sich über die laterale Seite der Basis des ersten Daumengliedes wieder aus dem Gewebe.
Auf diese Weise geschieht jedes Mal eine schöpfende Bewegung, die in den Gewebeflüssigkeiten eine Leichte entstehen lässt.
Die Streichungen der Zwischenräume der Mittelhandknochen können mehrmals wiederholt werden.

Finger-Lemniskaten

(siehe Buch »Einführung in die Rhythmischen Einreibungen nach Wegman/Hauschka«)

Einhandkneten der Handballen

Anschließend drehe ich die Hand in Supinationsstellung.
Der Daumenballen (Thenar) wird von meiner rechten, der Ballen auf der Kleinfingerseite (Hypothenar) von meiner linken Hand behandelt.
Eine wohltuende Wirkung kann mit diesem Einhandkneten vor allem auf das Daumensattelgelenk ausgeübt werden.

Phasenverschobenes Kreisen

Mit dem phasenverschobenen Kreisen wie zu Beginn wird die Behandlung abgeschlossen.

WIRKUNG
Tastsinn erweckend, Ungeschicklichkeit überwindend, den Willen anregend, durchwärmend, schmerzlindernd.

INDIKATIONEN
Arthrose der Daumengrundgelenke, Carpaltunnelsyndrom, Sudeck-Syndrom, Dupuytrensche Kontraktur, Raynaud-Syndrom, Schnappfinger, Frakturen und Deformationen der Hände und Finger, Arthrose der Handgelenke, Rheuma, Sensibilitätsstörungen, Spasmen, Apoplex, Multiple Sklerose.

BEACHTE
Die Behandlung kann auch in Rückenlage durchgeführt werden.
Lagerung der Arme in entspannter Position (Innenrotation).
Bei Deformationen der Fingergelenke können die Finger-Lemniskaten um jedes Gelenk durchgeführt werden.
Die gesunde Seite immer zuerst behandeln.

Unterarm- und Oberarmbehandlung

Drei Effleuragen

außen

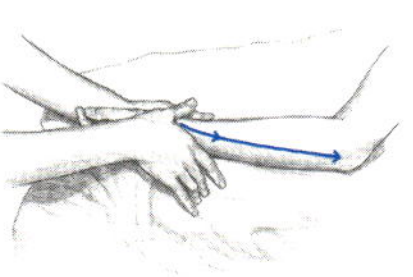

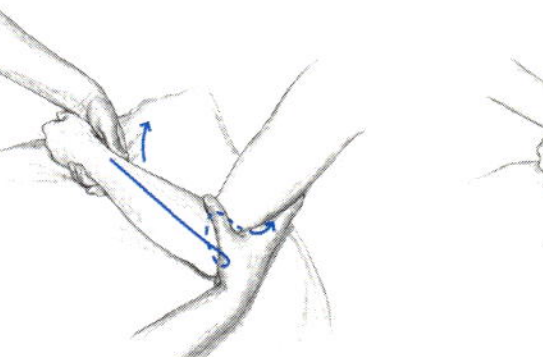

Während meine linke Hand am Handgelenk des Patienten den Unterarm in Supinationsstellung auf der Kleinfingerseite stützt, taucht meine rechte Hand mit geöffnetem Daumen-Zeigefinger-Winkel am Handgelenk, am distalen Ende der Speiche, ins Gewebe ein. Bei zunehmendem Hautkontakt verbinde ich mich im Verdichten der geöffneten Mittelhand mit dem Musculus brachioradialis und lasse die Aufwärtsbewegung bis zum lateralen Epicondylus des Ellenbogens ausklingen.

Abb. 38

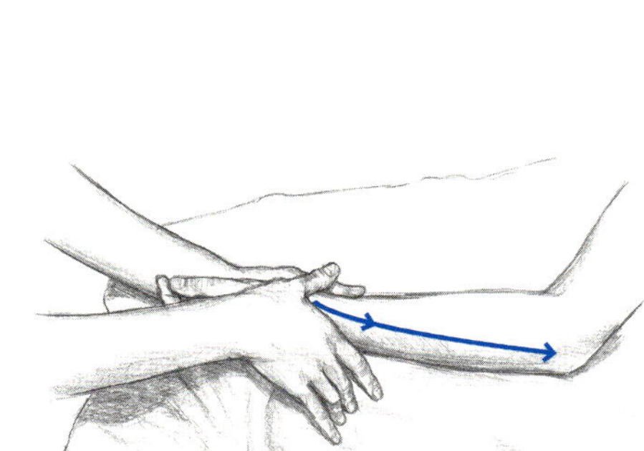

Während der dadurch entstehenden Pause bewege ich mit meiner Stützhand den Unterarm des Patienten in eine Innenrotation.
Der Unterarm liegt nun quer vor dem Patienten auf dem Kissen.
Ohne den Hautkontakt zu verlieren, greift meine Hand, warm und rund eine Supinationsbewegung vollziehend, am distalen Oberarm das Gewebe des Musculus triceps brachii auf, verbindet sich im Eintauchen atmend mit ihm und folgt dem Muskel bis zum Schultergelenk.
Dort lässt sie den Bewegungsstrom wieder ausklingen.
Mit den Fingerspitzen zur Wirbelsäule weisend, folgt meine Hand leicht und flächig dem Verlauf des Musculus trapezius transversa, um zwischen medialem Schulterblattrand und Wirbelsäule auf dem Rückenstrecker mit einem deutlichen caudalen Abstrich zu enden.
Die dreimalige Wiederkehr des Verdichtens innerhalb dieses Abstrichs (Unterarm, Oberarm, Rückenstrecker) wird in einem sich steigernden Maße durchgeführt.

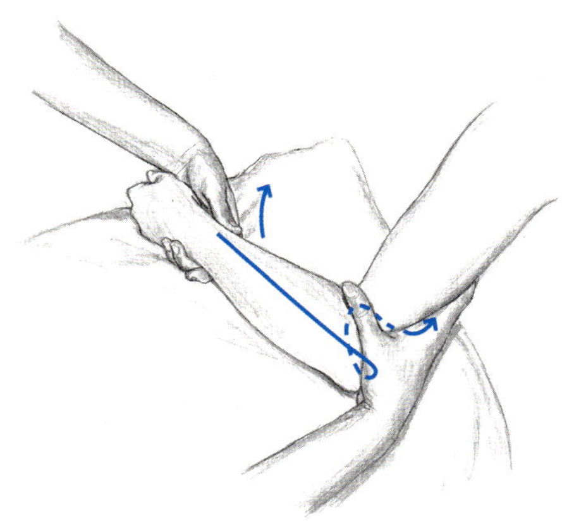

Abb. 39

Abb. 40

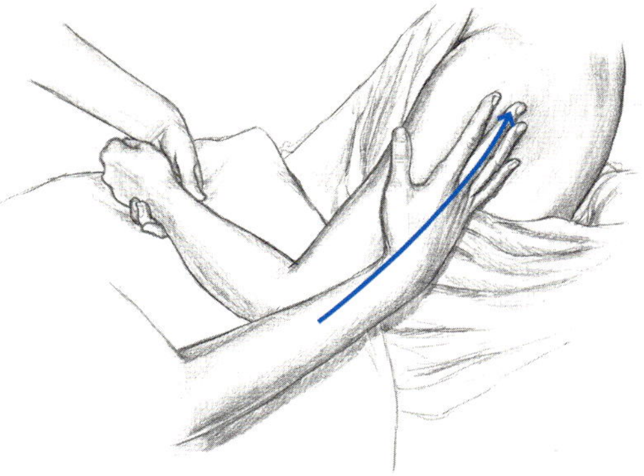

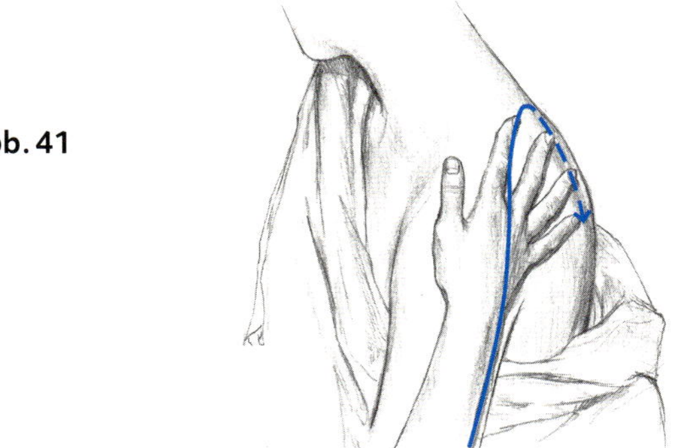

Abb. 41

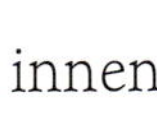

innen

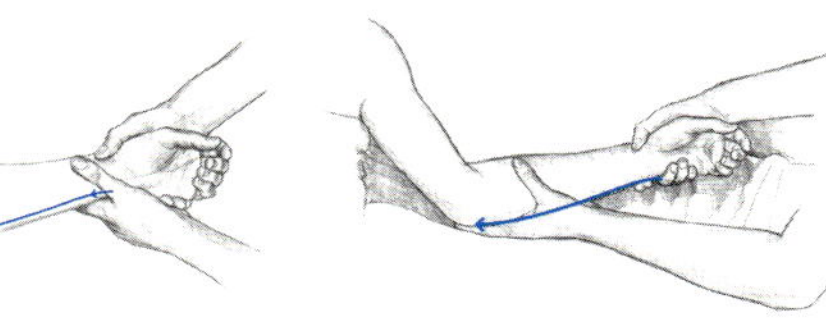

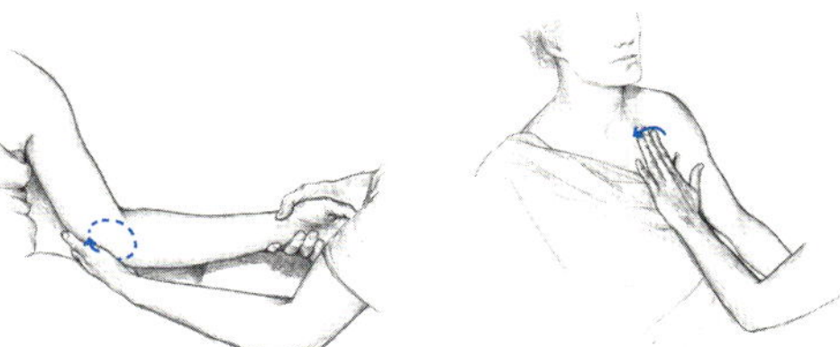

Nachdem nun meine rechte Hand die Stützfunktion übernommen hat, taucht meine linke, in derselben Weise wie außen, am Musculus flexor carpi ulnaris ein und lässt mit anschwellender Bewegung den Aufwärtsstrom unterhalb des medialen Epicondylus über die Fingerbeeren ausklingen, ohne den Hautkontakt zu verlieren.
Nach einer kleinen, atmenden Pause umrundet meine Hand wie beim Fersenkäppchen (siehe Buch »Einführung in die Rhythmischen Einreibungen nach Wegman/Hauschka«) warm den Ellenbogen.
Den distalen Teil des Oberarms mit vollem Handkontakt umhüllend, schwingt sie um den Ellenbogen und lässt auf dem proximalen Teil des Unterarmes die Bewegung über die Fingerbeeren ausklingen.
Den Bewegungsstrom in die Weite entlassend, drehe ich meine Hand mit einer Innenrotationsbewegung aus der Supinationshaltung, sodass sie im weiteren Verlauf, dem Musculus biceps brachii folgend, wieder in eine Bewegung mit sattem Hautkontakt in den Aufwärtsstrom eintauchen kann.
Dieser klingt zum Schultergelenk aus und erfährt eine erneute Richtungsänderung.
Mit einem zarten, kurzen Abstrich findet die Effleurage auf dem Musculus pectoralis major am unteren Rand des Schlüsselbeins (Clavicula) in Richtung Brustbein (Sternum) ihren Abschluss.

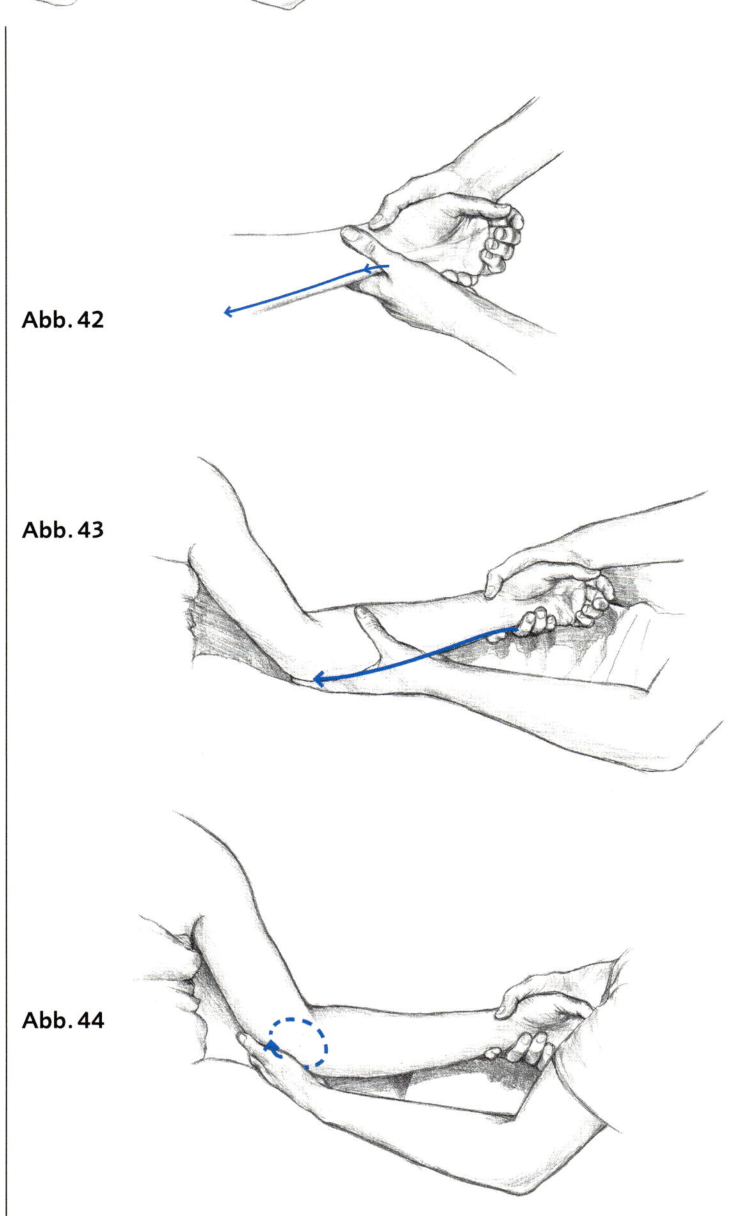

Abb. 42

Abb. 43

Abb. 44

Die dreimalige Wiederkehr des Verdichtens innerhalb dieses Abstrichs (Unterarm, Oberarm, Brustmuskel) wird in einem umgekehrten Maße, in der Steigerung abklingend, durchgeführt.

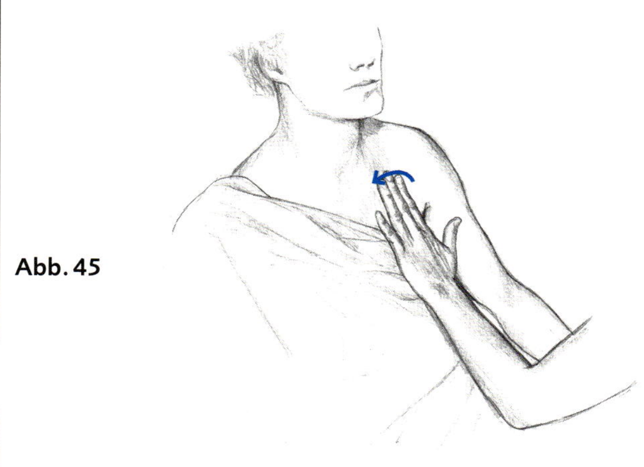

Abb. 45

außen

Nach erneutem Stützhandwechsel erfolgt eine weitere Effleurage auf der Außenseite des Armes.

Kneten am Unterarm

Einhandkneten: außen, innen, außen

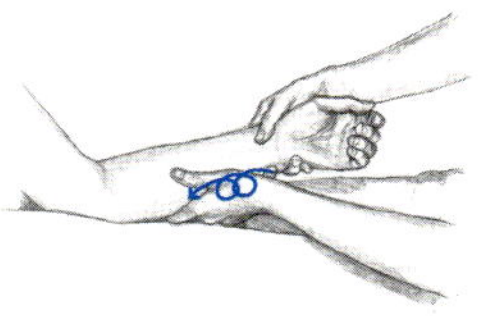

Entsprechend der vorangegangenen Effleurage beginnt das Einhandkneten entlang des Musculus brachioradialis bis zum Ellenbogen.
Diese Knetlinie kann mehrmals wiederholt werden.
Danach stützt meine rechte Hand den Arm, und die linke beginnt entsprechend der Effleurage das Einhandkneten entlang des Musculus flexor carpi ulnaris, atmend das Gewebe erst im Daumen-Zeigefinger-Winkel, dann in die Innenhand, saugend durchzuarbeiten.
Um die Wirkung zu intensivieren, kann der Musculus brachioradialis an der Außenseite ein weiteres Mal durchgearbeitet werden.
Jede Knetung endet mit einem leichten Aufstrich zum Oberarm.

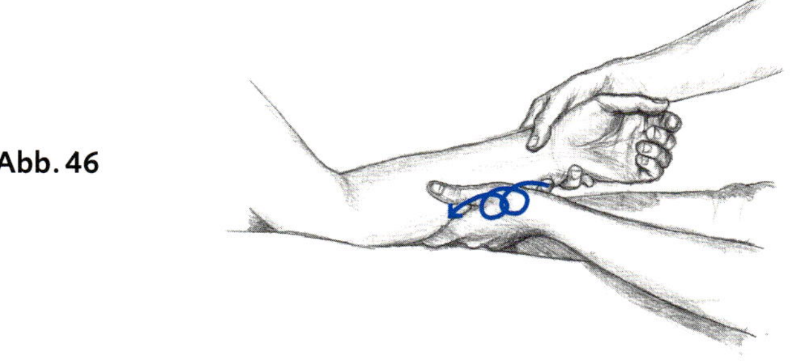

Abb. 46

Zweihandkneten im herzschlagartigen Rhythmus

Das Zweihandkneten beginnt auf der Innenseite des Unterarms am Musculus flexor carpi ulnaris und setzt sich auf der Außenseite, am Musculus brachioradialis, in rhythmisch musikalischem Wechsel zwischen Innen- und Außenseite bis zum Ellenbogen fort.

Dort endet die Bewegung wie bei der Effleurage mit einem leichten Aufstrich zum Oberarm.
Der Unterarm des Patienten wird wieder auf das Lagerungskissen gelegt und zugedeckt.

Kneten am Oberarm

Einhandkneten: außen, innen, außen

Die linke Hand liegt stützend leicht auf dem Unterarm nahe der Ellenbeuge, während die rechte Hand mit dem Einhandkneten am Oberarm beginnt.
Dabei taucht sie oberhalb des Ellenbogens (Olecranon) im Bereich des Musculus triceps brachii über die Zeigefingerkante bis zu einem vollen Handkontakt in das Gewebe ein.
An der Achselhöhle öffne ich meine Hand und behandle weich den Musculus latissimus dorsi und den Musculus teres major am lateralen Schulterblattrand.

Auf dem Schulterblatt beende ich die Knetlinie mit einem Abstrich in Form eines Hirtenstabes.
Nach mehrmaligem Wiederholen dieser Knetlinie lege ich die rechte Hand leicht stützend um den Ellenbogen.
Oberhalb der Ellenbeuge beginnt meine linke Hand das Einhandkneten des Musculus biceps brachii.
In der Achselhöhle am vorderen Rand des Musculus deltoideus angekommen, beende ich die Knetlinie mit einem Abstrich auf dem Musculus pectoralis major entlang des Schlüsselbeins.
Das Kneten am Musculus triceps brachii kann wiederholt werden.

Zweihandkneten im herzschlagartigen Rhythmus

Das Zweihandkneten beginne ich oberhalb des Ellenbogens am Musculus triceps brachii.
Anschließend erfolgt in rhythmisch musikalischem Wechsel die Knetung oberhalb der Ellenbeuge, am Musculus biceps brachii.
Es kann sowohl die hintere als auch die vordere Hand führend sein.
Der herzschlagähnliche Rhythmus verstärkt die dynamische Wirkung des Knetens.
An der Achselhöhle angekommen, kann die Behandlung entweder mit Friktionen entlang des Schultergelenkspaltes bis zur Schulterhöhe (Acromion) ausklingen oder aber mit dem Schulterkäppchen und den kreisenden Abstrichen am Rücken (siehe Buch »Einführung in die Rhythmischen Einreibungen nach Wegman/Hauschka«) enden.

Abb. 47

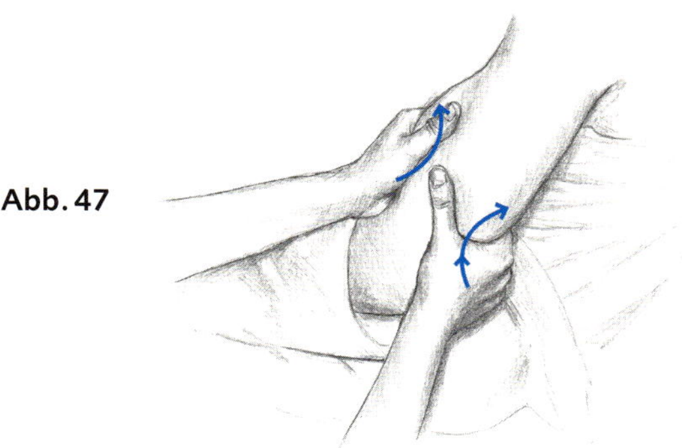

Friktionen

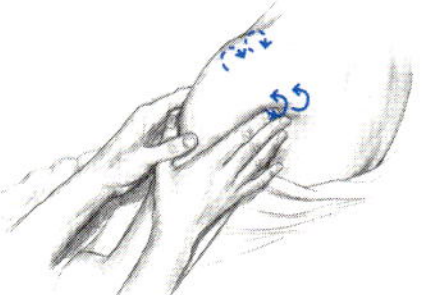

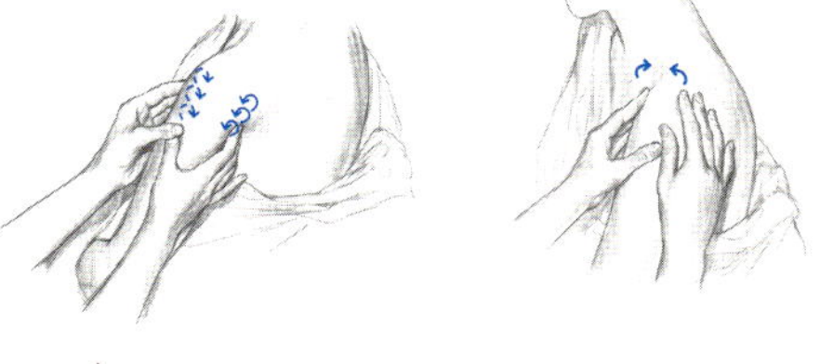

Mit Friktionen entlang des Schultergelenkspaltes kann das Gewebe durch die kleinen Spiralbewegungen in die Tiefe zum Abschluss der Armmassage eine Impulsierung erhalten.

Abb. 48

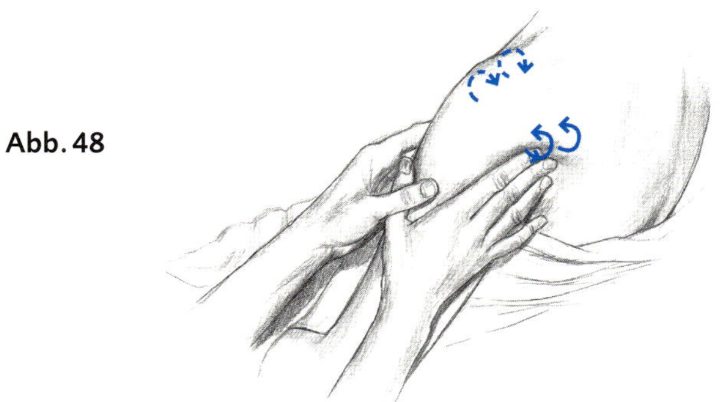

Meine Hände können entweder gemeinsam behandeln, die rechte dorsal gegen den Uhrzeigersinn, die linke ventral im Uhrzeigersinn, oder es behandelt erst die eine Hand, dann die andere.
Dabei legt sich die freie Hand jeweils stützend auf die gegenüberliegende Seite des Schultergelenkes.

Abb. 49 und 50

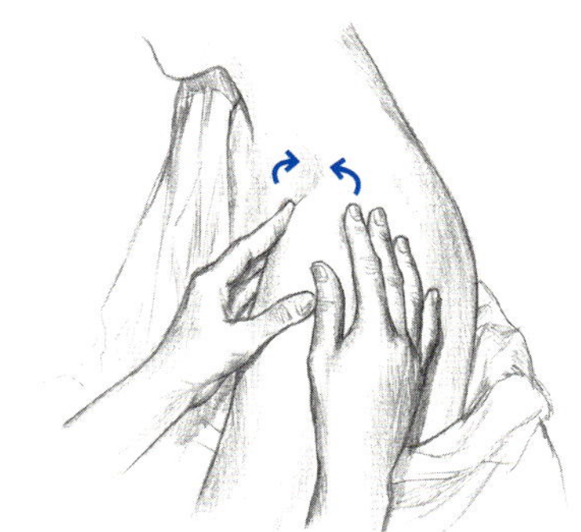

Walken

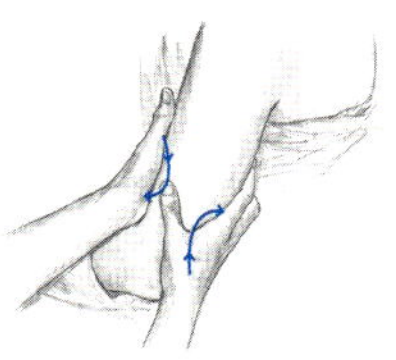

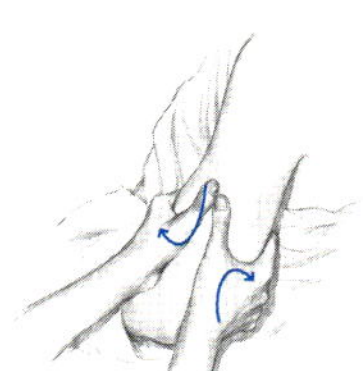

Zum Walken umschließen meine Hände gleichzeitig den Musculus biceps brachii und den Musculus triceps brachii.
Dabei liegt meine rechte Hand direkt oberhalb des Ellenbogens und geht in der Bewegung des Verdichtens kopfwärts.
Meine linke Hand liegt etwas oberhalb der rechten, diagonal versetzt am Musculus biceps brachii, und führt die Bewegung des Verdichtens in Richtung Ellenbeuge durch.

Abb. 51

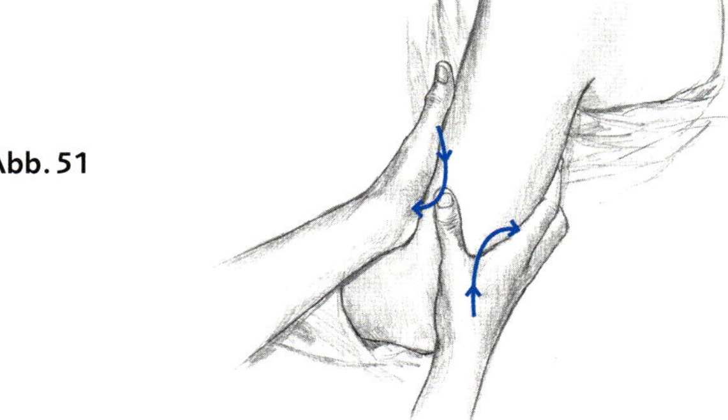

Die Position der Hände und die Richtung des Walkens kann auch in umgekehrter Weise stattfinden.
Das Walken am Oberarm kann ich ohne Übergang auf- und abwärts durchführen.

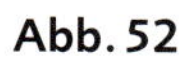
Abb. 52

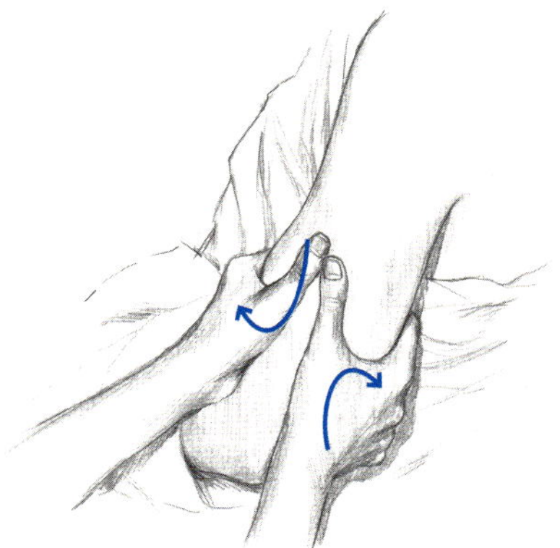

Schulterkäppchen

(siehe Buch »Einführung in die Rhythmischen Einreibungen nach Wegman/Hauschka«)
Mit dem Schulterkäppchen und den kreisenden Abstrichen über dem Rücken kann die Armbehandlung im Sitzen ihren Abschluss finden.

WIRKUNG
Durchwärmend, Atmung und Zirkulation anregend (Unterarm), Substanzaufbau fördernd (Einscheidung: Oberarm), beruhigend, Hülle bildend.

INDIKATIONEN
Anginöse Herzzustände, Angstzustände, Zwangserkrankungen, Tuberkulose, Kachexie, Anorexie, Metastasen im oberen Rumpfbereich (Brust, Lunge), Frakturen, Gelenkerkrankungen, Lymphstau, Mama-Karzinom postoperativ, Parkinson-Syndrom, Multiple Sklerose, Tennisarm, Schulter-Arm-Syndrom, Nackenverspannungen.

BEACHTE
Lokal arbeiten.
Die Behandlung kann auch in Rückenlage durchgeführt werden.
Lagerung der Arme in entspannter Position (Innenrotation).
Die gesunde Seite immer zuerst behandeln.

Bauchmassage

Lagerung des Patienten

Der Patient ruht, mit Unterhose bekleidet, in Rückenlage auf der Behandlungsliege.
Zuerst bedecke ich seinen Oberkörper mit zwei quer liegenden Handtüchern.
Mit dem einen Handtuch umhülle ich beide Schultern.
Es darf den Hals nur leicht berühren.
Dann schütze ich mit dem anderen Handtuch den Rand der Unterhose und schiebe sie ein wenig zurück.
Nun umhülle ich Beine und Oberkörper mit dem Flanell-Laken und den Wolldecken.
Ein Kopfkissen und eine Rolle unter den Knien sorgen für eine entspannte Bauchmuskulatur.
Die Wolldecken werden anschließend locker um die Zehen in Richtung Fußsohlen gelegt, sodass diese warm umhüllt sind.

Stand des Behandlers

Zum Patienten gewandt, stehe ich in leicht geöffneter Schrittstellung an seiner rechten Seite, sodass mein Blick auf ihn gerichtet ist.
Während der gesamten Behandlung verweile ich auf dieser Seite.
Um die vorhandene Wärme zu bewahren, decke ich während der Massage nur diejenigen Körperteile auf, die behandelt werden.
Danach werden sie sogleich wieder mit Handtüchern bedeckt.

Wärmekreise

(siehe Buch »Einführung in die Rhythmischen Einreibungen nach Wegman/Hauschka«, Kapitel »Das beidhändige Kreisen am Bauch«)

Beidhändiges Vorlockern

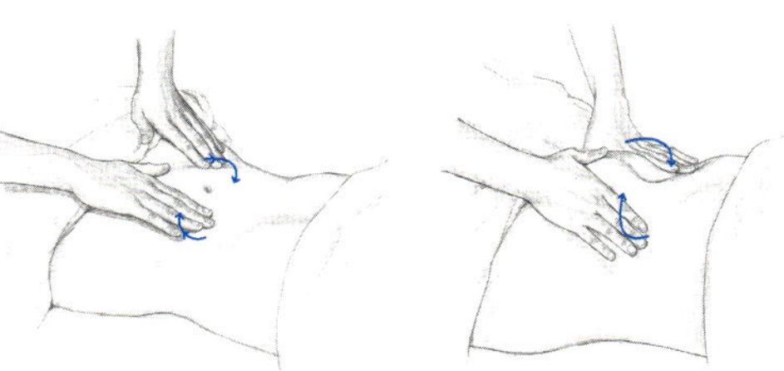

Mit beiden Händen, etwas diagonal versetzt zueinander, tauche ich rechts und links vom Bauchnabel, dem Darmverlauf folgend, ins Gewebe ein und knete zunächst mit der flächigen Fingerhand phasenverschoben im Uhrzeigersinn den Musculus rectus abdominis. Die zu Beginn »nabelnahen«, kleinen Knetbewegungen meiner Hände werden größer und »wachsen« langsam in die Weite, bis schließlich auch der Musculus obliquus externus abdominis von den Knetbewegungen durchgearbeitet wird. Ist das Kneten in der Peripherie beim auf- bzw. absteigenden Dickdarm (Colon ascendens bzw. descendens) angekommen, kann nach einem großen Wärmekreis sogleich wieder mit den kleinen Knetungen, von der Mitte des Bauches nach außen wandernd, begonnen werden.
Wichtig dabei ist, dass der Bauchnabel im oberen Drittel der Kreise liegt, damit der Magen durch die Knetungen nicht irritiert wird.
Den Abschluss findet das beidhändige Kneten am Bauch immer mit dem Dickdarm-Abstrich.
Dabei streiche ich mit der rechten Hand, nachdem sie in der linken Taille an der Dickdarm-Biegung (Flexura coli sinistra) ein letztes Mal rhythmisch atmend verdichtet hat, in einem Abstrich, dem Colon descendens folgend, am linken Beckenrand aus.

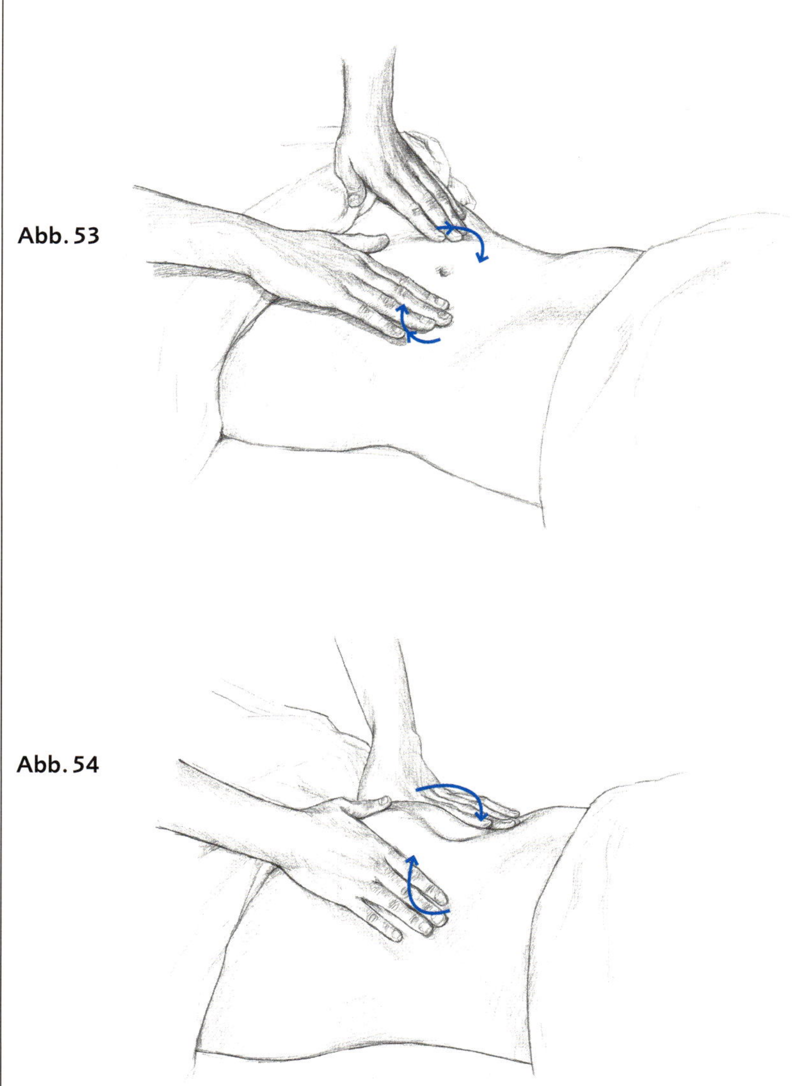

Abb. 53

Abb. 54

Gleichzeitig folgt meine linke Hand, nach dem letzten rhythmisch atmenden Verdichten und anschließenden Leichten in der rechten Taille an der Flexura coli dextra, im weiteren Verlauf gelöst dem Colon transversum, ohne dabei den Solarplexus zu berühren.
In der gerade frei gewordenen linken Dickdarmbiegung greift die linke Hand nun ebenfalls das Gewebe warm und flächig auf und beendet die Bewegung, dem absteigenden Dickdarm folgend, mit einem Abstrich.

Dickdarmgriff

(siehe Buch »Einführung in die Rhythmischen Einreibungen nach Wegman/Hauschka«, Kapitel »Die kombinierte Bauch-Einreibung«)

Knetlinien

Sie werden mit dem phasenverschobenen Zweihandkneten durchgeführt:

Erste Knetlinie

Unterhalb des linken Rippenbogens beginne ich in der Flanke, das Gewebe auf dem Musculus obliquus externus abdominis tief saugend zu kneten, und beende die Knetlinie am Beckenkamm.

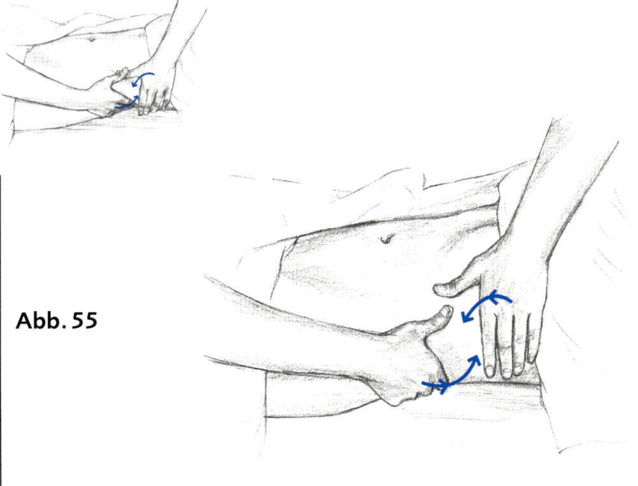

Abb. 55

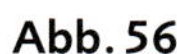

Abb. 56

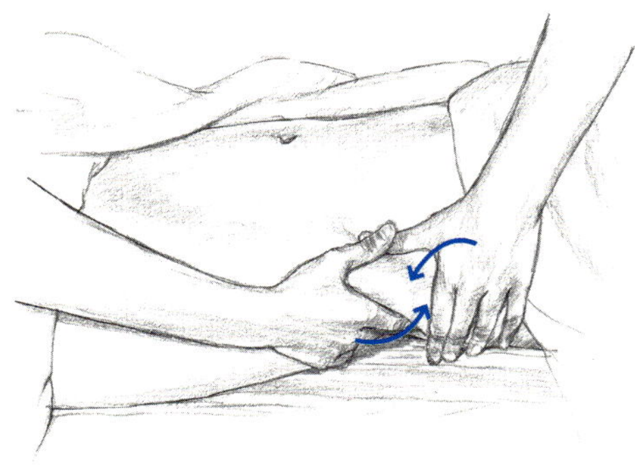

Zweite Knetlinie

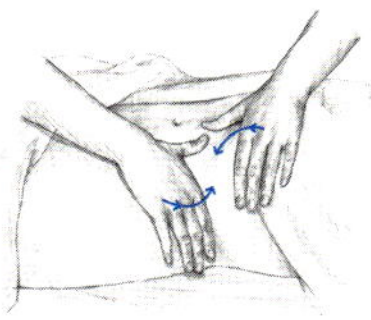

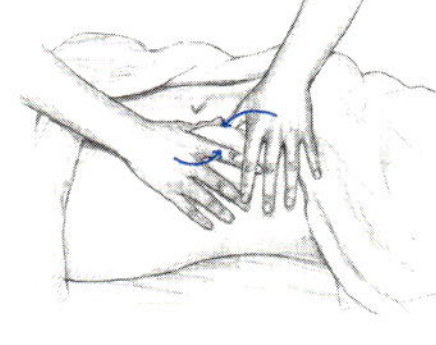

Ich beginne ventral am linken distalen Brustkorbrand mit den ersten Knetungen auf dem Musculus obliquus externus abdominis und ende am vorderen oberen Darmbeinstachel (Spina iliaca anterior superior).
Durch saugendes Kneten erreiche ich in der Tiefe den Colon descendens.

Abb. 57 und 58

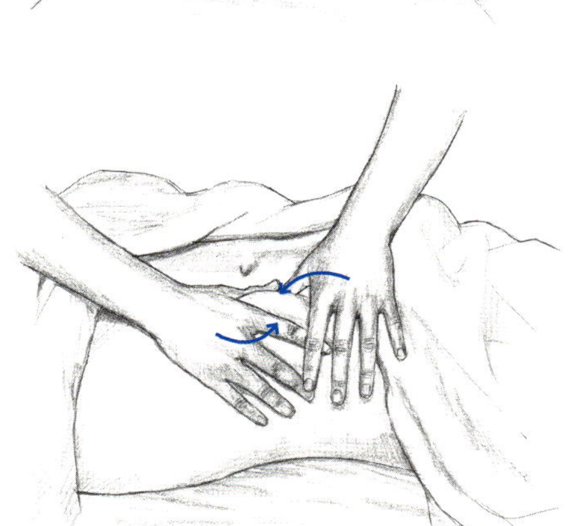

Dritte Knetlinie

Sie verläuft, entsprechend der zweiten Knetlinie, auf der rechten Bauchseite und erreicht somit den Colon ascendens.

Vierte Knetlinie

Sie verläuft, entsprechend der ersten Knetlinie, in der rechten Flanke.

Friktionen

Die folgenden fünf Friktionen sind alle auf dem Dickdarm (Colon) positioniert:

Erste Friktion

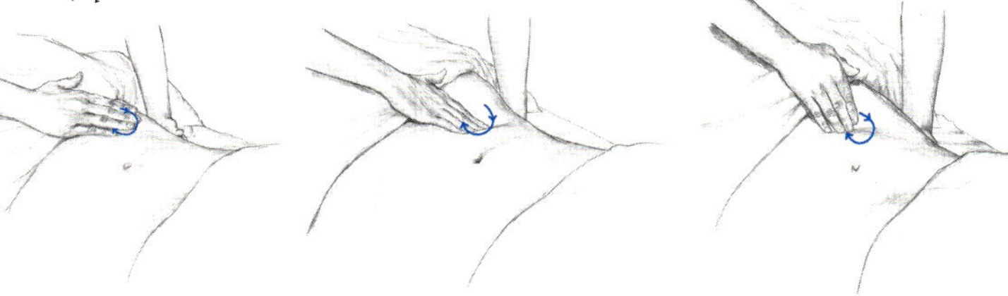

Nach der letzten Knetung in der rechten Flanke lege ich meine linke Hand stützend unter die rechte Beckenseite, während meine rechte Hand, mit der »flächigen« Fingerhand am Beckenkamm eingleitend, die erste Friktion im Uhrzeigersinn über dem Caecum beginnt. Die trichterförmigen Wirbel der Friktionen tauchen zwischen dem rhythmischen Verdichten (welches sich stets im Darmverlauf vollzieht) und Lösen immer tiefer in den Bauchraum hinein und durchdringen ebenfalls die Schichten des Musculus obliquus internus abdominis und des Musculus transversus abdominis.
An der Trichterspitze angekommen – sie wird von der Mittelfingerbeere bis zu einem Punkt geführt –, begleitet meine Hand in wieder größer werdenden, spiralförmig wachsenden Kreisen das zurückschwingende Gewebe.

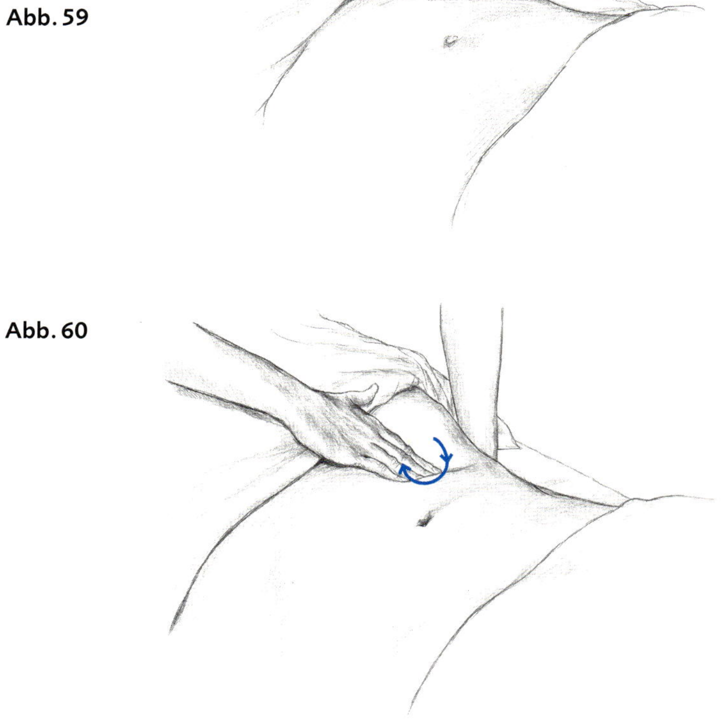

Abb. 59

Abb. 60

Abb. 61

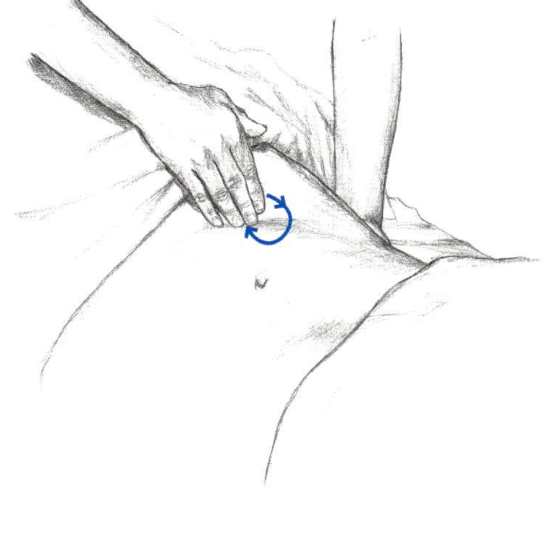

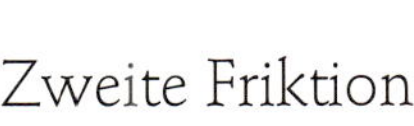

Zweite Friktion

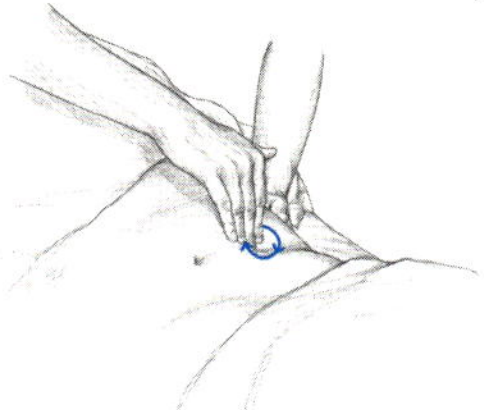

Hat es seine Ausgangslage erreicht, schwingt meine rechte Hand, den Gewebekontakt nicht verlierend, dem Colon ascendens folgend, bis zur Flexura coli dextra, um dort erneut mit den Friktionen zu beginnen. Meine linke Hand hat derweil ihre neue Stützposition dorsal an der rechten Taille eingenommen.

Abb. 62

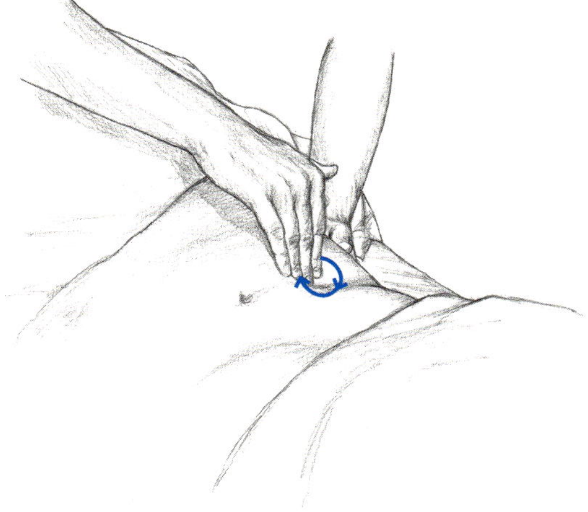

Dritte Friktion

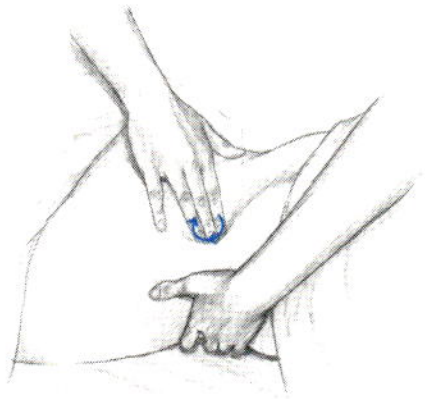

Die dritte Friktion liegt genau auf der gegenüberliegenden Seite, zwei Fingerbreiten distal des linken Rippenbogens, über dem Colon descendens. Mit meiner linken Hand stütze ich unterdessen dorsal an der linken Taille.

Abb. 63

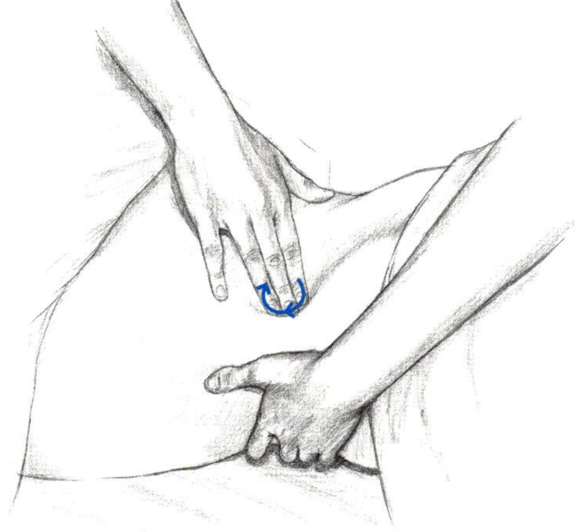

Vierte Friktion

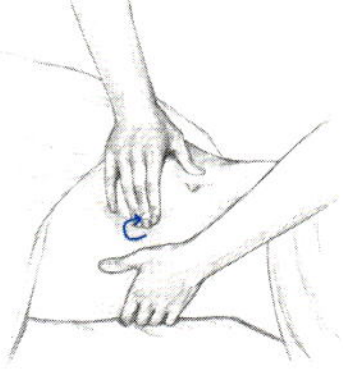

Die vierte Friktion liegt ca. zwei Fingerbreit, proximal der Spina iliaca anterior superior, über dem Colon descendens. Die linke Hand liegt stützend unter der linken Beckenschaufel.

Abb. 64

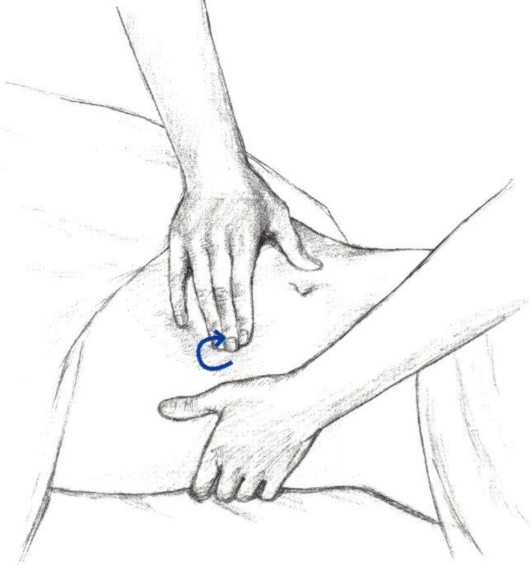

Fünfte Friktion

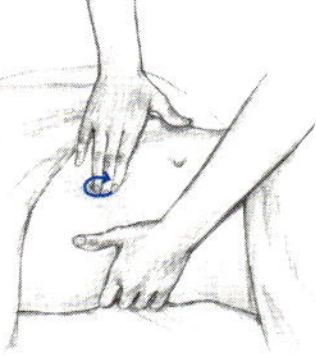

Die fünfte Friktion erfolgt über dem Sigmoideum und wird flächiger und weicher ausgeführt.

Abb. 65

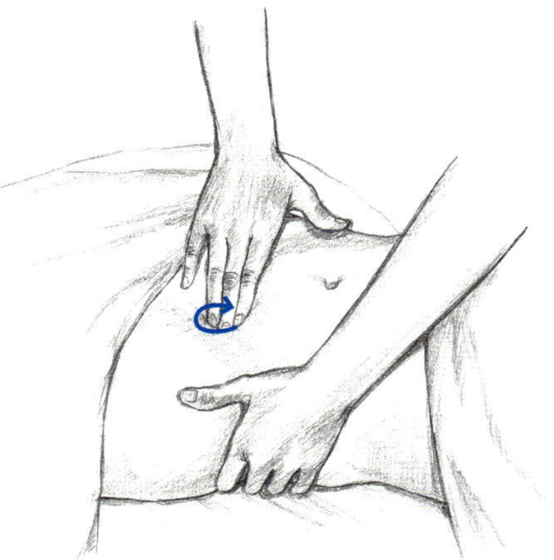

Querwalken

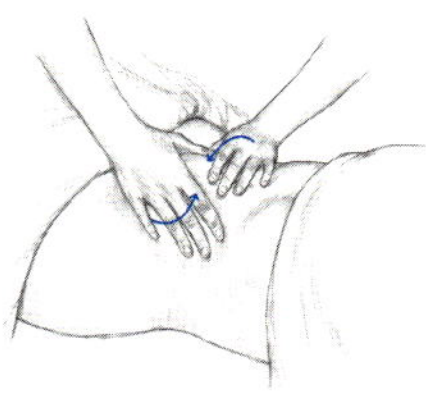

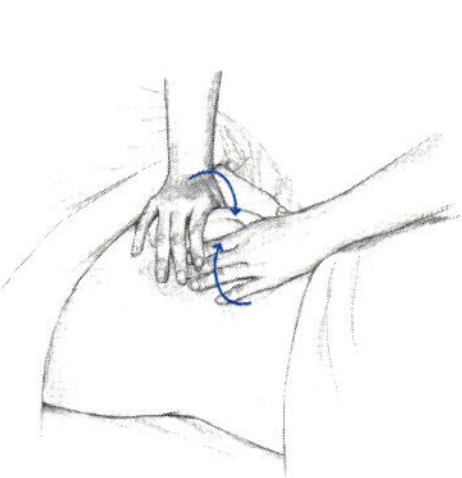

Nun beginnt das tiefe Querwalken am Bauch, das die vier vorderen Bauchmuskeln durchdringt:

- M. rectus abdominis
- M. obliquus externus abdominis
- M. obliquus internus abdominis
- M. transversus abdominis

Hierbei tauche ich mit beiden Händen flächig schöpfend in die Bauchmuskulatur ein, sodass der Sog bis in die Tiefe der Verdauungsorgane dringt. Meine rechte Hand verdichtet das Gewebe von der linken Taille zum Bauchnabel.
Ich lasse es dabei von der Handwurzel bis in die flächige Fingerhand gleiten, wodurch ein Sog bis in die Tiefe entsteht.
Gleichzeitig beginnt meine linke Hand von der rechten Taille in Richtung Bauchnabel das Gewebe in derselben Weise von der Fingerhand bis in die Mittelhand anzusaugen.
Die Begegnung dieser beiden Bewegungsströme erfolgt in der Mitte des Bauches in der Leichte, d.h. es findet auf dem Höhepunkt der Begegnung ein »Aufblühen deckenwärts« statt.
Im weiteren Verlauf tauschen die beiden Hände nun ihre Position, um jeweils auf der gegenüberliegenden Bauchhälfte dieses schöpfende Saugen fortzusetzen.
Dabei soll das in die Leichte geschöpfte Gewebe gehalten werden und die Sogbewegung in die Tiefe keine Unterbrechung erfahren.
Danach beginne ich das Querwalken unterhalb des Sonnengeflechtes (Plexus solaris bzw. Plexus coeliacus) und ende am Schambein (Symphyse).
Die Bewegung des Querwalkens verläuft von oben nach unten und umgekehrt und wird mit einem flächigen Abstrich der linken Hand in der Körpermitte beendet.
Damit der Patient zum Abschluss noch einmal in ein tiefes Ausatmen begleitet

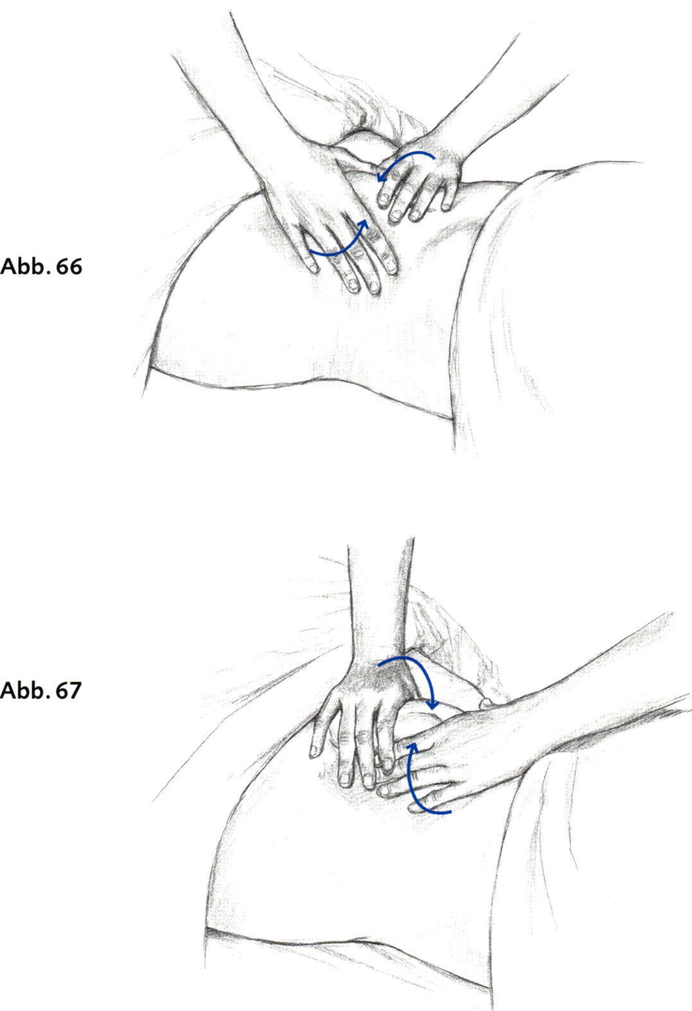

Abb. 66

Abb. 67

und umfassend umhüllt wird, kann die Bauchbehandlung mit dem Dickdarmgriff beendet werden.

WIRKUNG
Durchwärmend, Organfunktionen im Stoffwechsel anregend und impulsierend, Atmung vertiefend, belebend, Drüsenfunktion regulierend.

INDIKATIONEN
Obstipation, Kolostomie, Stoffwechselerkrankung, Bandscheibenvorfall in der Lendenwirbelsäule, akute Ischialgie, Durchblutungsstörungen der Beine, Lymphstau, Migräne, chronische Nasennebenhöhlen-Erkrankungen, Substanz abbauende Erregungszustände, Schockzustände (postoperativ, Zustand nach Unfall etc.), Über- und Unterfunktion der Schilddrüse.

BEACHTE
Bei Anus praeter können nur wenige Griffe durchgeführt werden.

Beinmassage aufwärts in Rückenlage

Lagerung des Patienten

Der Patient befindet sich mit entblößten Beinen in Rückenlage auf der Behandlungsliege, sodass die Fersen etwa handbreit an deren Ende ruhen. Zunächst decke ich ein Handtuch über seinen Unterleib und lege dann das Laken und die Wolldecken so um seine Beine, dass diese einzeln umhüllt sind. Ein Kopfkissen und eine Knierolle sorgen für eine entspannte Lage. Zuletzt werden die Wolldecken locker um die Zehen in Richtung Fußsohlen gelegt, um sie leicht zu stützen.

Stand des Behandlers

Für die Fußbehandlung stehe ich in leicht geöffneter Schrittstellung am Ende der Behandlungsliege.
Für die Abschluss-Lemniskaten auf den Fußsohlen wechsle ich auf die entsprechende Seite der Behandlungsliege.
Bei der Behandlung der Waden und der Oberschenkel stehe ich zum Patienten gewandt neben dem zu behandelnden Bein.

Fußbehandlung

Beidhändige Abstriche

(siehe Buch »Einführung in die Rhythmischen Einreibungen nach Wegman/Hauschka«)

Phasenverschobenes Kreisen

(siehe Buch »Einführung in die Rhythmischen Einreibungen nach Wegman/Hauschka«)

Kneten des Quergewölbes

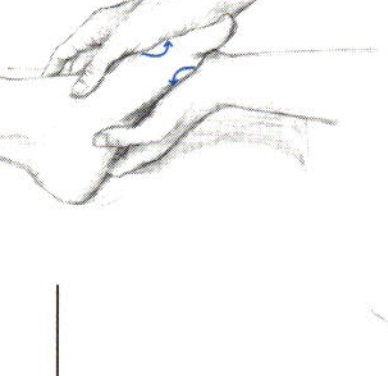

Nachdem ich den Fuß mit dem phasenverschobenen Kreisen wiederholt wärmend und lösend belebt habe, behandle ich mit dem phasenverschobenen Zweihandkneten das Quergewölbe einige Male zwischen Groß- und Kleinzehenballen von innen nach außen und umgekehrt.

Abb. 68

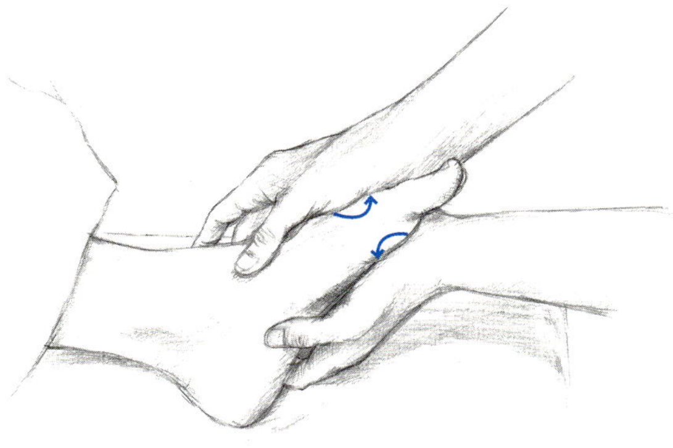

Kneten der Außen- und Innenkante

Anschließend lege ich meine linke Hand stützend warm um das Großzehengrundgelenk des linken Fußes, während meine rechte Hand, über das Kleinzehengrundgelenk eingleitend, entlang des Musculus abductor digiti minimi mit dem Einhandkneten einsetzt.
Am Fersenbein endend, löst sich die tätige Hand, um die Knetlinie erneut mehrmals zu wiederholen.
Dann wechseln meine Hände ihre Position: die rechte stützt nun den äußeren Bereich der Zehen warm umhüllend, während die linke Hand, über das Großzehengrundgelenk eingleitend, entlang des Musculus abductor hallucis mit dem Einhandkneten beginnt und an seinem Ansatzpunkt mit einem kleinen Abstrich des Daumens zum Fersenbein endet.
Die Außenkante kann intensiv behandelt werden; das Kneten der Innenkante erfolgt mit weicheren Griffen.

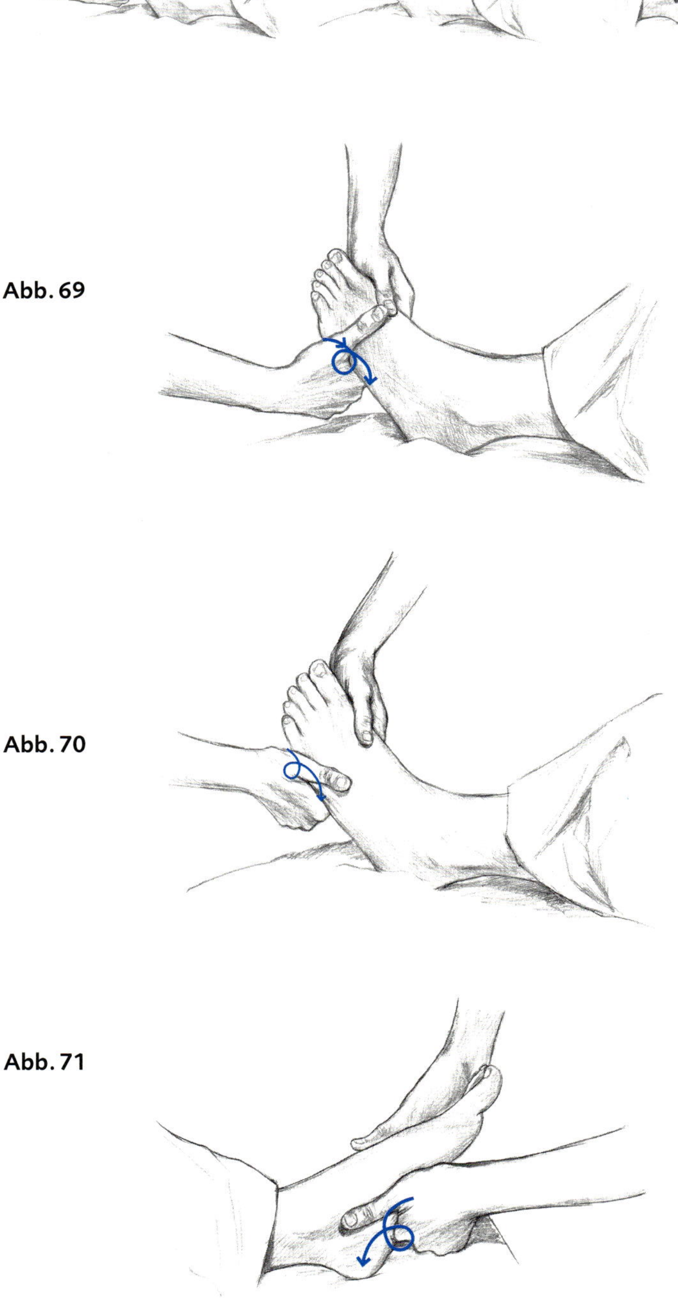

Abb. 69

Abb. 70

Abb. 71

Kneten der Fersenränder

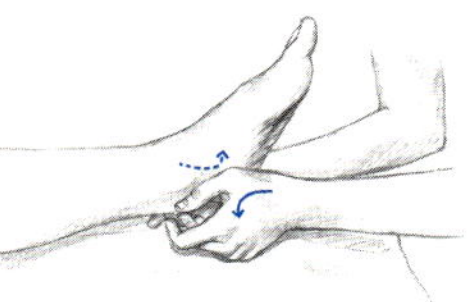

Während meine rechte Hand ihre hüllende Geste an der Außenseite des Fußes noch beibehält, umschließt meine linke Hand das Fersenbein, bis die Handwurzel an seinem inneren Rand zur Ruhe kommt.
Anschließend löst sich meine rechte Hand aus ihrer wärmenden Stützfunktion und legt sich ebenfalls mit der Handwurzel an den äußeren Rand des Fersenbeins.
Die Finger beider Hände liegen jetzt gelöst an der Achillessehne und halten den Fuß stützend hoch.
Nun beginne ich mit meinen Handwurzeln das phasenverschobene Zweihandkneten entlang der Fersenränder bis zum Ansatz der Achillessehne.
Diese wird in ihrem Verlauf weich mit beiden Daumenballen bis zwei Fingerbreit oberhalb der Fußknöchel geknetet. Dieses Kneten kann einige Male wiederholt werden.

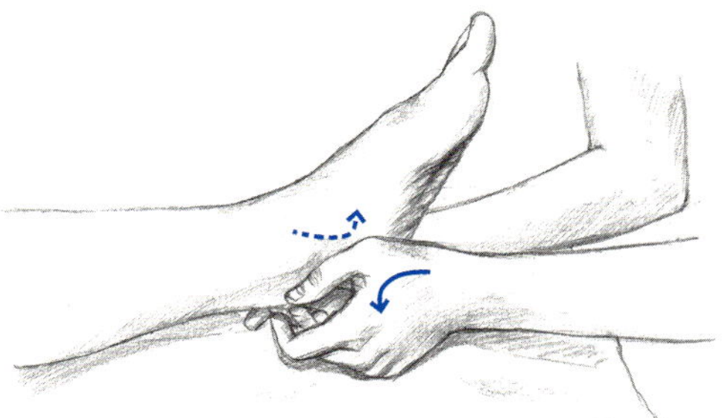

Abb. 72

Friktionen um die Fußknöchel

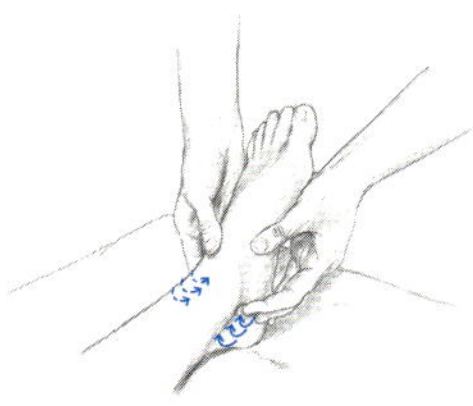

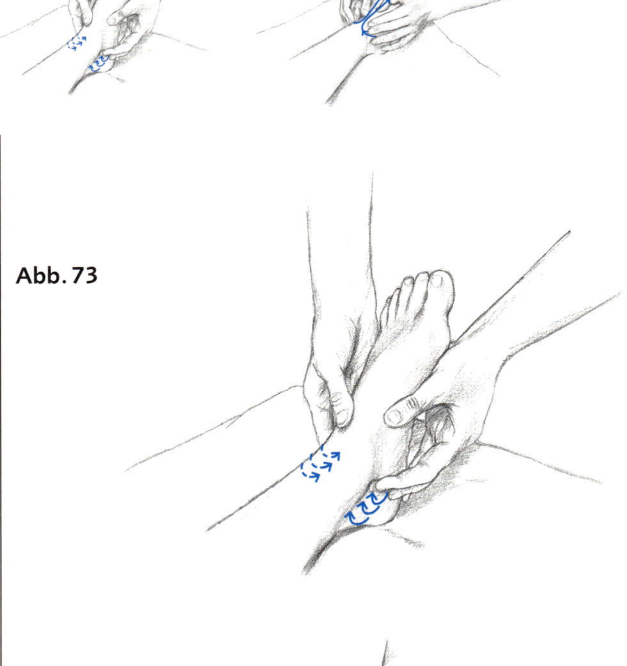

Abb. 73

Abb. 74

Mit den Fingerbeeren beider Hände löse ich mit kleinen Friktionen das Gewebe vom Fersenbein dorsal aufsteigend zur Achillessehne und umrunde dann die Knöchel bis zum Sprunggelenk. Dort führe ich das Gewebe mit einer gegenläufigen, schöpfenden Kreisbewegung zusammen und beende die Friktionen mit einem Abstrich auf dem Fußrücken.
Auf dem höchsten Punkt des Ristes klingt die Bewegung in der Weite aus (äußerer Umkehrpunkt).
In aller Ruhe ändern meine Fingerbeeren dort in der Phase der größten Lösung ihre Richtung und beginnen erneut an der Achillessehne mit den Friktionen.

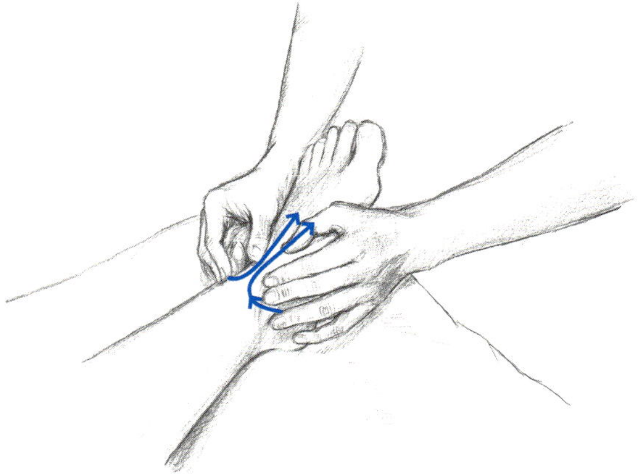

Fußsohlenabstriche

(siehe Buch »Einführung in die Rhythmischen Einreibungen nach Wegman/Hauschka«)

WIRKUNG
Ableitend, durchwärmend, inkarnierend, stockende Bewegungsabläufe in Fluss bringend.

INDIKATIONEN
Deformationen der Füße, Rheuma, Gelenksklerosen, Ödeme, Lymphstau, Schlafstörungen, biografische Krisen, psycho-physische Erschöpfungszustände, Inkarnationsstörungen, Anorexie, Bulimie, nervöse Unruhe, Zwangskrankheiten, Demenz, Apoplexie, Morbus Parkinson, Multiple Sklerose, amyotrophe Lateralsklerose, Diabetes mellitus, Krebserkrankung.

BEACHTE
Bei Herzinfarkt und Apoplexie frühestens nach 3 Tagen behandeln.
Kontraindiziert im Stadium einer akuten Entzündung (z.B. Rheuma).
Die gesunde Seite immer zuerst behandeln.

Waden- und Oberschenkelbehandlung

Beidhändige Effleuragen

Der linke Fuß ist nun wieder mit dem unteren Ende des Flanell-Lakens und der Wolldecke eingehüllt.
Die Ferse bleibt frei.
Ich beginne die Effleurage beidhändig mit leichtem Eintauchen an der Achillessehne, wobei sich zunächst meine äußere rechte Hand und danach meine innere linke Hand, jeweils von der Zeigefingerbeere bis zur Mittelhand sich öffnend, warm und weich an den Wadenmuskel (Musculus gastrocnemius) anschmiegen.
Mit einer atmenden Bewegung des Bindens und Lösens und dem musikalischen Crescendo und Decrescendo gleiten beide Hände in die Kniekehle.
Hier beschreiben sie innehaltend eine Kreisbewegung (die rechte Hand im Uhrzeigersinn, die linke gegen den Uhrzeigersinn) und streichen dann erneut mit warmem, offenem Handkontakt und der Gebärde des Bindens und Lösens auf der dorsalen Seite des Oberschenkels aufwärts.
Sie folgen dabei dem Verlauf der ischiokruralen Muskelgruppe bis zum Sitzbeinhöcker (Musculus biceps femoris, Musculus semitendinosus, Musculus semimembranosus).
Dort löse ich beide Hände gleichzeitig.
Die zweite Effleurage gleicht der ersten bis zu den Kreisbewegungen in der Kniekehle.

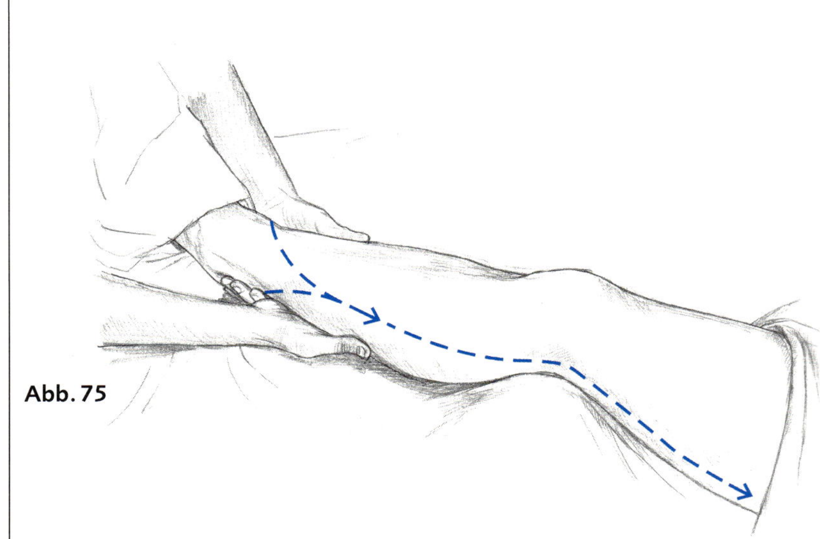

Abb. 75

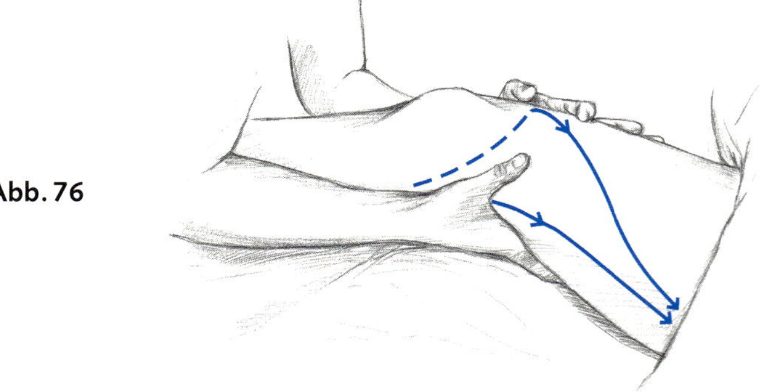

Abb. 76

Danach schwingt meine rechte Hand unter der Kniekehle hervor, bis nur noch die Fingerbeeren Hautkontakt haben. Anschließend verbindet sie sich erneut über den geöffneten Daumen-Zeigefinger-Winkel erst leicht, dann, bis in die Mittelhand gleitend, immer satter mit dem lateralen Gewebe des Oberschenkels.
Sie folgt dem Verlauf des Tractus iliotibialis und beendet am großen Rollhügel (Trochanter major) den Aufwärtsstrom mit einer bewusst gesetzten Verankerung.
Gleichzeitig gleitet meine linke Hand nach den kreisförmigen Bewegungen erneut in die Kniekehle und schöpft mit geöffneter Mittelhand die medial am Knie verlaufenden Muskeln warm und weich saugend in die Leichte, dem Verlauf des Musculus sartorius folgend. An der Außenseite des Oberschenkels vereinigt sie ihren Aufwärtsstrom mit dem der rechten Hand und löst sich aus dem Gewebe.

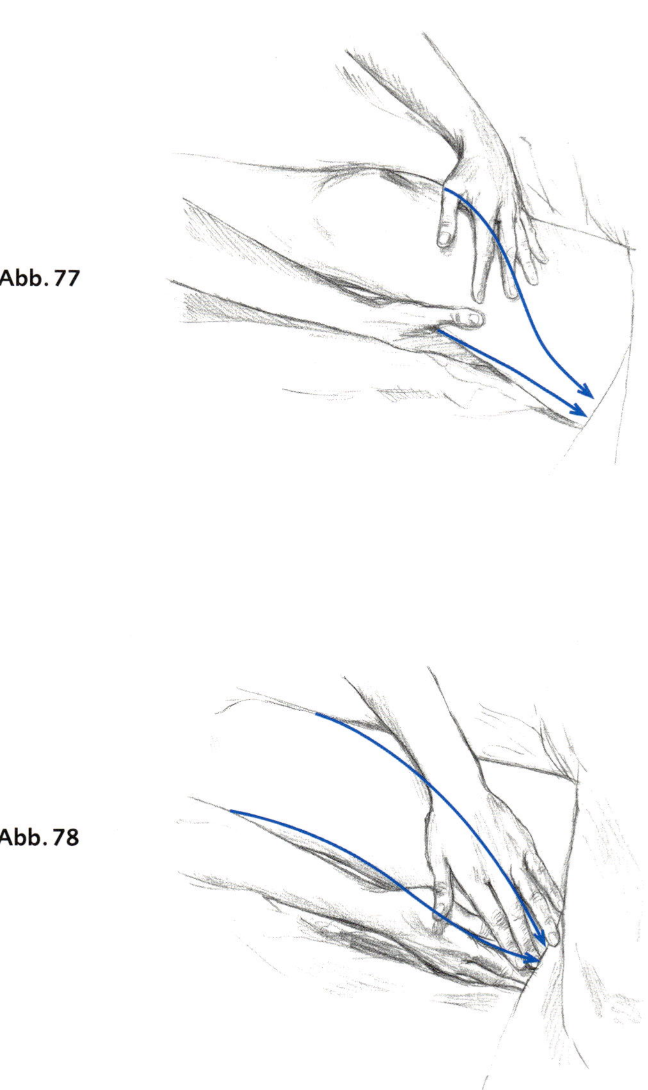

Abb. 77

Abb. 78

Kneten der Wade

Einhandkneten

Während ich meine linke Hand an der Innenseite des Kniegelenkes mit warmem Handkontakt stützend anlege, beginnt meine rechte Hand das Einhandkneten.
Dabei taucht sie über die Zeigefingerkante leicht am Ansatz der Achillessehne ein, um dann mit geöffneter Mittelhand die Sehnenplatte und den dahinterliegenden Musculus soleus im Einhandkneten weich saugend zu leichten und »durchzutasten«.
Dies geschieht an der dorsalen Seite des Unterschenkels, bis die rechte Hand dem lateralen Muskelbauch des Musculus gastrocnemius zur Kniekehle folgt. Dieses Kneten kann einige Male wiederholt werden.
Nun wechseln meine beiden Hände ihre Position.
Die rechte Hand übernimmt die stützende Funktion an der Außenseite des Kniegelenks.
Die linke Hand beginnt jetzt an der Innenseite der Wade mit dem Einhandkneten.
Sie folgt im weiteren Verlauf dem medialen Muskelbauch des Musculus gastrocnemius und entlässt das Gewebe ebenfalls an der Kniekehle.
Auch diese Knetlinie kann einige Male wiederholt werden.

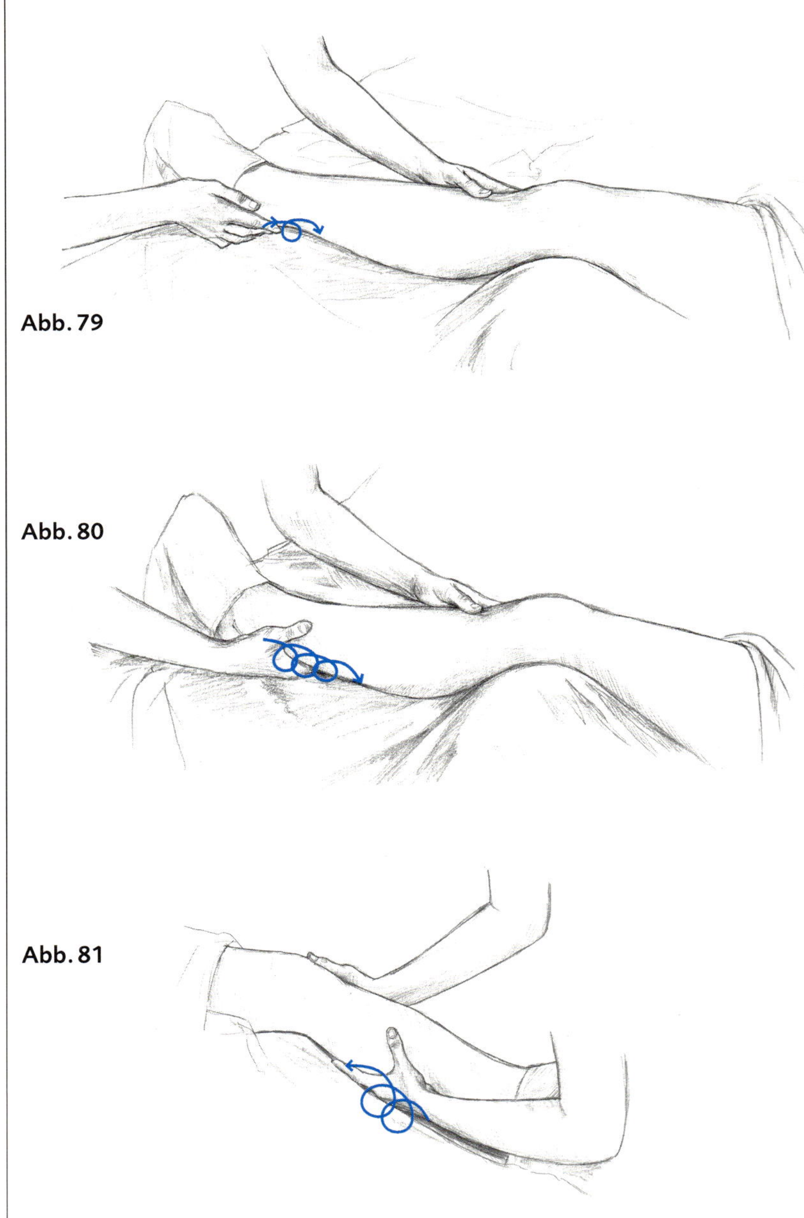

Abb. 79

Abb. 80

Abb. 81

Zweihandkneten im herzschlagartigen Rhythmus

Meine beiden Hände tauchen am Ansatz der Achillessehne nacheinander in das Gewebe ein.
Die medial arbeitende Hand (hier die linke) beginnt mit dem herzschlagartigen Rhythmus, die lateral arbeitende folgt. Zuerst kneten beide Hände mittig auf der Rückseite des Unterschenkels bis zum Ansatz des Musculus gastrocnemius. Anschließend folgt die innere linke Hand dem medialen, die äußere rechte Hand dem lateralen Muskelbauch des Musculus gastrocnemius bis zur Kniekehle.

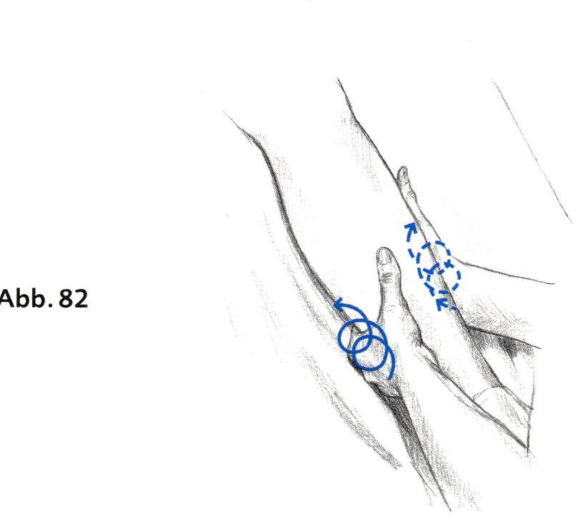

Abb. 82

Lemniskaten am Kniegelenk

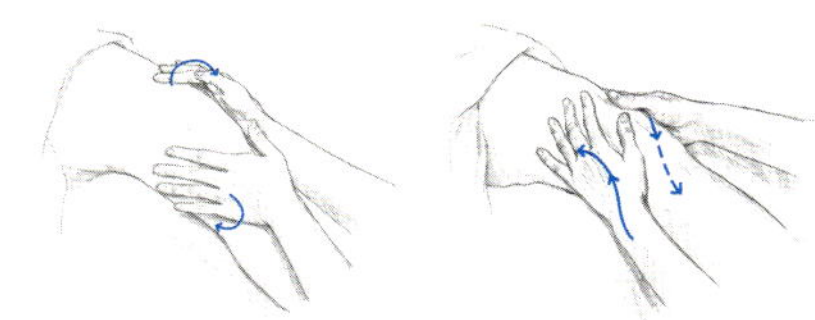

Die Lemniskaten, die medial und lateral am Kniegelenk liegen, werden mit einer betonten Kreuzung und unbetonten Schleifen durchgeführt.
Dabei gleiten meine beiden Hände gelöst und mit warmem Hautkontakt vom Kniegelenk in ventral verlaufenden Bögen in entgegengesetzten Richtungen auseinander.
Die eine Hand schwingt in einem Halbbogen zum Oberschenkel, die andere zum Unterschenkel, und dort beschreiben sie jeweils dorsal ihre ersten Lemniskatenschleifen.
Nun gleiten die Hände wieder zurück zum Kniegelenk.

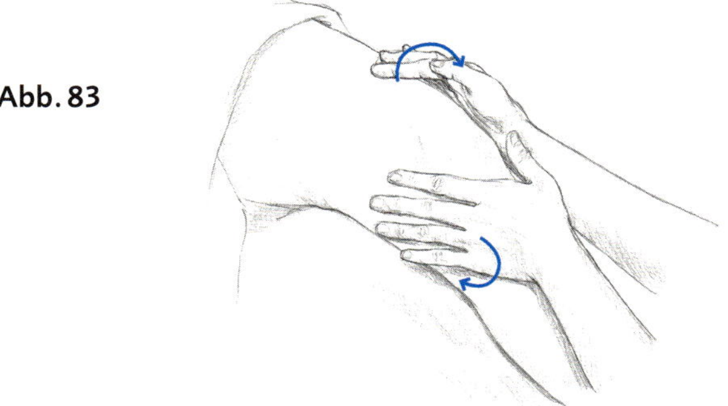

Abb. 83

Während sie sich auf diesem Weg aufeinander zubewegen, verdichten sie beide das Gewebe in einer sich dynamisch steigernden Geste, indem sie es durch die sich öffnenden Mittelhände strömen lassen.
Die größte Verdichtung ist medial und lateral am Kniegelenk.
Kaum ist sie geschaffen, wird sie sogleich durch die sich anfänglich lösende Spannung in den Händen in ein Saugen übergeführt, sodass im Knie das Gefühl der Leichte entsteht.
In den nun folgenden vertralen Bögen zu den zweiten, gegenüberliegenden Lemniskatenschleifen wird das Gewebe immer weiter entlassen, bis die Bewegung in der Weite ausklingen kann.
Nach vollzogener äußerer Umkehr bereiten sich meine Hände erneut auf den Weg zur gemeinsamen Verdichtung am Kniegelenk vor.
Dieses Schwingen zwischen Zentrum am Knie und Umkreis an Ober- und Unterschenkel kann einige Male wiederholt werden.

Abb. 84

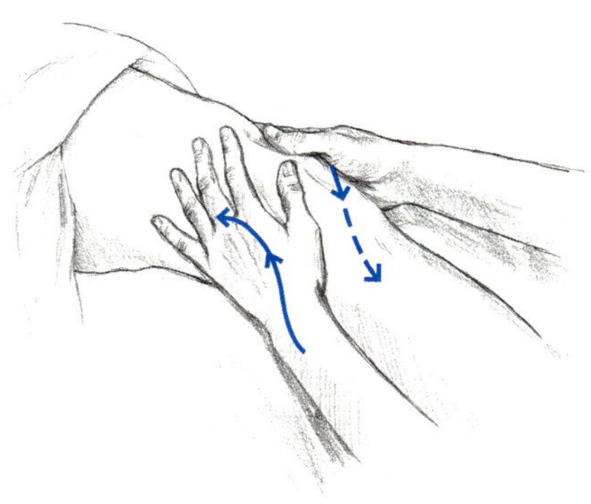

Friktionen am Knie

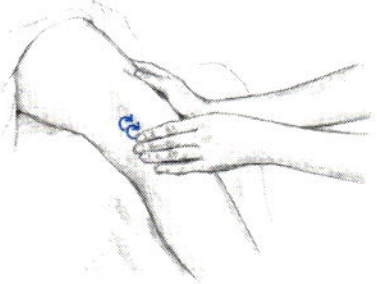

Meine rechte Hand liegt warm stützend lateral am Knie.
Die Fingerbeeren meiner linken Hand beginnen proximal am Schienbeinhöcker (Tuberositas tibiae) den medialen Patellarand mit kleinen Friktionen zu behandeln.

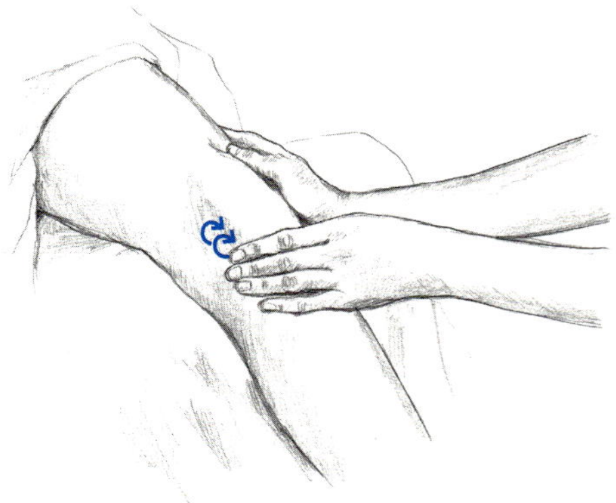

Abb. 85

Sie enden am proximalen Patellarand, dem sehnigen Ansatz des Musculus rectus femoris.
Nach einigen Wiederholungen stützt nun die linke Hand warm medial das Knie, während ich mit den Fingerbeeren der rechten Hand in einem entsprechenden Halbkreis das Gewebe lateral um die Patella mit Friktionen behandle.

Daumenkreuzgriff

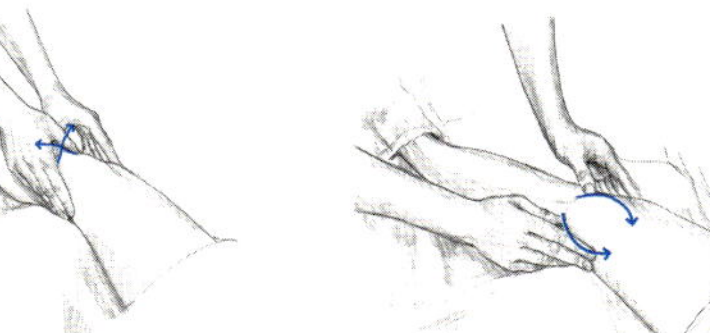

Nun folgt der Kreuzgriff an der Patella mit beiden Daumen.
Dabei stützen meine beiden Hände, medial die linke, und lateral die rechte, das Kniegelenk.
Die beiden Daumen liegen, sich kreuzend, zwischen dem distalen Rand der Patella und dem Schienbeinhöcker (Tuberositas tibiae).
Ich leichte in einer schöpfenden und Bewusstsein schaffenden Gebärde das distale Ende der Sehne des Musculus rectus femoris.
Am höchsten Punkt der Begegnung lösen beide Daumen die Kreuzung auf, und ich gleite mit »flächigen« Daumen, medialen und lateralen, am Patellarand entlang.
Am Sehnenansatz des proximalen Patellarandes entsteht erneut eine Bewusstsein schaffende Kreuzungsgeste. Dieses Mal lösen die beiden Daumen ihre gekreuzte Haltung aber nicht auf, sondern schaffen sie erst.

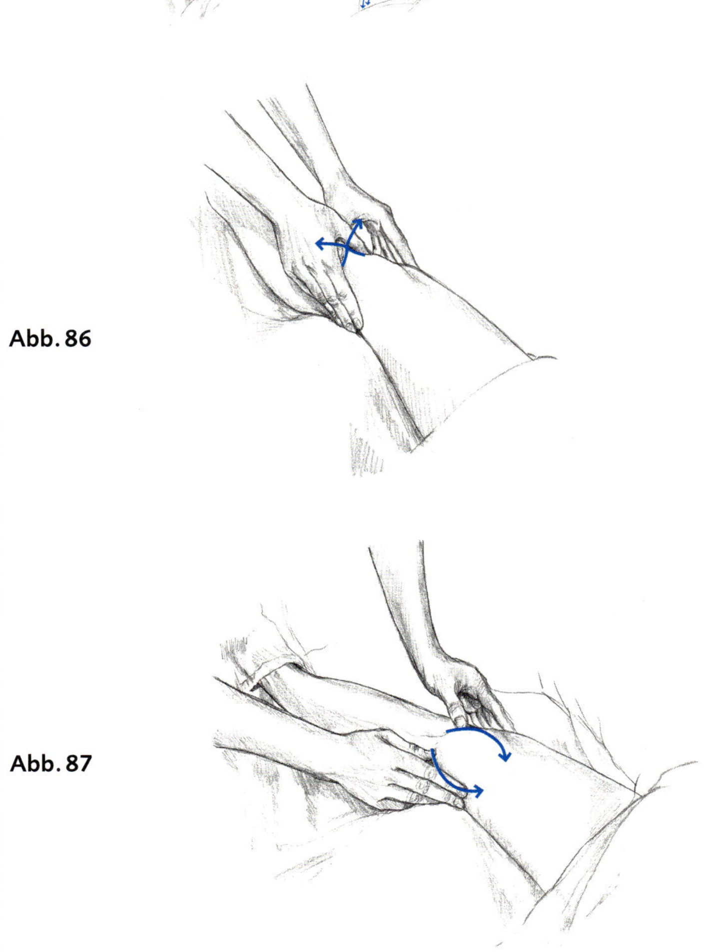

Abb. 86

Abb. 87

Sobald ich nach dem größten Verdichten innerhalb der Kreuzung meine Daumen wieder löse, schöpfen meine beiden geöffneten Mittelhände warm und weich die Muskelgruppen innen und außen am Oberschenkel.
Anschließend führen sie das Gewebe mit einer Effleurage zum Trochanter major.

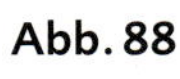
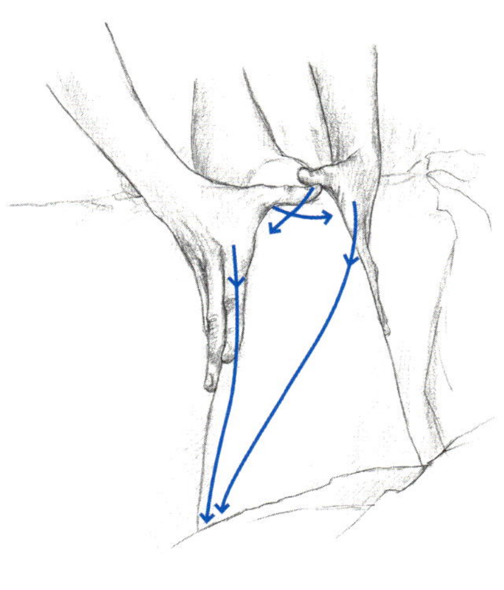

Abb. 88

Reitergriff

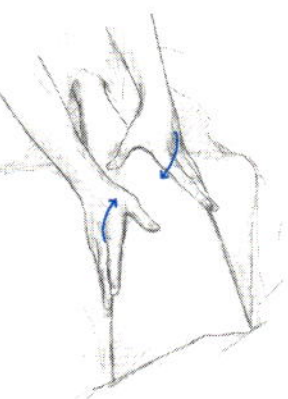

Der Reitergriff, der auf dem Musculus quadriceps durchgeführt wird (Musculus rectus femoris, Musculus vastus lateralis, Musculus vastus medialis und Muskulus vastus intermedius) ist ein phasenverschobenes Zweihandkneten mit spezieller Handstellung.
Beide Hände »sitzen« mit geöffnetem Daumen-Zeigefinger-Winkel wie »Reiter« auf der ventralen Muskelgruppe des Oberschenkels.
Die innere Hand immer distal, die äußere proximal.
Der Reitergriff kann, nach dem Daumenkreuzen oberhalb der Patella, in einem fließenden Übergang angeschlossen werden.
Die Richtung der Knetbewegung dreht sich beim linken Bein um, und das Kreisen findet nun im Uhrzeigersinn statt.
Der Begegnungsmoment innerhalb des Gewebes befindet sich nach wie vor zwischen den Händen.
Tief saugend kneten die beiden »Reiter«

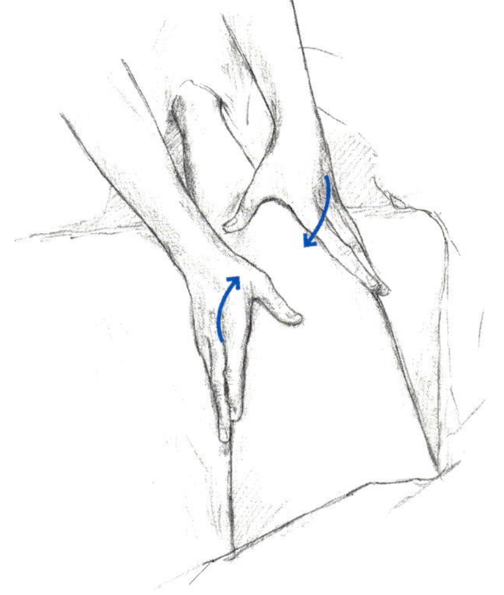
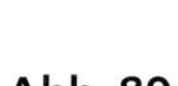

Abb. 89

die ventrale Oberschenkelmuskulatur. Sie folgen im Verlauf dem Musculus sartorius bis zum Trochanter major. Diese Knetlinie kann mehrmals wiederholt werden.
Am rechten Bein verläuft die Richtung der Knetbewegung spiegelbildlich, d. h. entgegen dem Uhrzeigersinn.

Einhandkneten entlang der »Hosennaht«

Meine linke Hand liegt stützend an der Innenseite des Knies.
Nun beginnt meine rechte Hand lateral oberhalb des Kniegelenks mit dem Einhandkneten entlang des Tractus iliotibialis bis zum Trochanter major. Diese Knetlinie kann mehrere Male wiederholt werden.

Zweihandkneten der dorsalen Oberschenkelmuskulatur

An die Behandlung des Tractus iliotibialis schließt sich das phasenverschobene Zweihandkneten der ischiokruralen Muskelgruppe (Musculus biceps, Musculus semitendinosus, Musculus semimembranosus) von der Kniekehle bis zum Sitzbeinhöcker an.
In dieser Lage begegnen sich die beiden Knetbewegungen zwischen dem geöffneten Daumen-Zeigefinger-Winkel der linken Hand und der Kleinfingerkante der rechten Hand.
Auch diese Knetlinie kann mehrmals wiederholt werden.

Walken

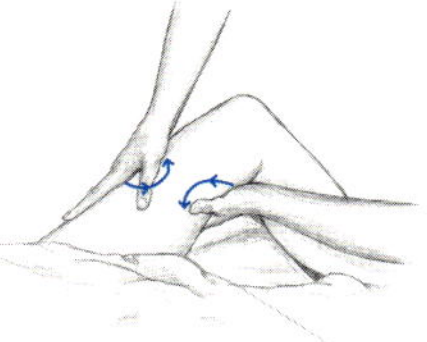

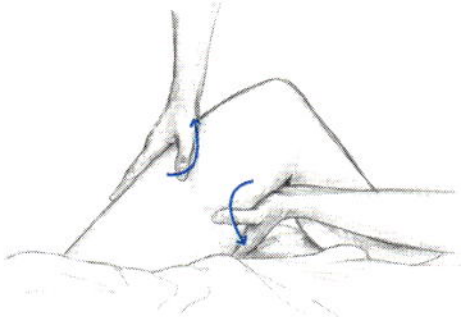

Für das Walken am Oberschenkel winkelt der Patient sein Bein an, damit es in leichter Außenrotation gegen meinen Oberkörper gelehnt werden kann.
Oberhalb der Kniekehle taucht meine linke Hand über die Zeigefingerseite in die ischiokrurale Muskelgruppe ein.
Diesem von unten kommenden Impuls strömt gleichzeitig meine geöffnete rechte Hand von der Vorderseite des Oberschenkels entgegen.
Diese taucht über die Kleinfingerseite in den Musculus quadriceps verdichtend ein.
Nun beginnt das Walken gegen den Uhrzeigersinn entlang des gesamten Oberschenkels.
Die Position der Hände und die Richtung des Walkens können auch in umgekehrter Weise durchgeführt werden.
Dieses Walken kann einige Male wiederholt oder ohne Übergang auf- und abwärts durchgeführt werden.

Abb. 90

Abb. 91

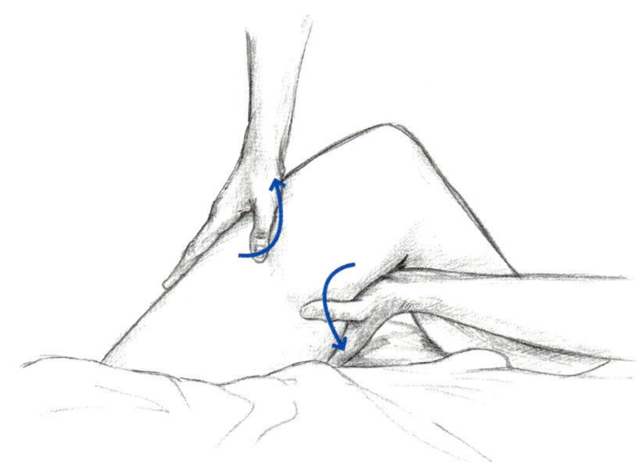

Wärmekreise

(siehe Buch »Einführung in die Rhythmischen Einreibungen nach Wegman/ Hauschka«)
Den Abschluss der Beinbehandlung bilden die Wärmekreise am Oberschenkel vom Knie bis zur Leiste, wie sie im Buch über die Rhythmischen Einreibungen, allerdings in umgekehrter Weise, bereits beschrieben sind.

WIRKUNG
Leichtend, belebend, durchwärmend, strömungs- und bewegungsanregend, die Atmung vertiefend und Zirkulation anregend (Wade), Ausscheidung und Stoffwechsel anregend (Oberschenkel), regulierend und harmonisierend.

INDIKATIONEN
Arterielle und venöse Durchblutungsstörungen, ödematöse Stauungen und Stockungen, postoperativ (z. B. nach Venenstripping), Stoffwechselstörungen (Obstipation), Diabetes mellitus, Menstruationsbeschwerden, Multiple Sklerose, Morbus Parkinson, Frakturen, Gelenkarthrosen.

BEACHTE
Zu starkes Strömen vermeiden, eher lokal behandeln.
Bei Herzerkrankungen die Beinbehandlung abwärts durchführen (z. B. Herzinsuffizienz, Tachykardie).
Die gesunde Seite immer zuerst behandeln.

Oberschenkel- und Hüftmassage in Seitenlage

Lagerung des Patienten

Der Patient ruht in Seitenlage auf der Massageliege.
Vor dem Patienten stehend, bedecke ich zuerst mit zwei Handtüchern sein Gesäß und seine Beine.
Anschließend lege ich ein großes Badehandtuch so zwischen die Beine des Patienten, dass die eine Hälfte vorne den Bauch, die andere Hälfte hinten das Kreuz bedecken kann.
Das untere, rechte Bein ist gestreckt.
Das obere, linke Bein ist im Hüft- und Kniegelenk leicht gebeugt und durch eine Rolle unter Knie und Wade so gelagert, dass der Oberschenkel, vom Hüftgelenk aus gesehen, waagrecht liegt.
So ist das Becken leicht nach vorne gekippt, und der Patient kann dadurch eine stabilere und entspanntere Lage einnehmen.
Der Kopf ruht in entsprechender Höhe auf einem Kissen, der Bauch erhält ebenfalls durch ein Kissen Unterstützung.
Um Oberkörper, Unterschenkel und Füße werden das Laken und die Wolldecken gehüllt.

Stand des Behandlers

Während die Behandlung vom Knie zum Trochantor major verläuft, stehe ich an der Rückenseite des Patienten, meinen Blick zu seinem linken Knie gewandt, in leicht geöffneter Schrittstellung (linker Fuß vorne) auf der Seite der Behandlungsliege.
Während die Griffe vom Trochanter major über das Gesäß verlaufen, drehe ich mich über meine rechte Schulter um ca. 100 Grad, sodass mein rechter Fuß im Schritt vorne steht und mein Blick nun kopfwärts zum Patienten gerichtet ist.

Effleurage und Wärmekreise

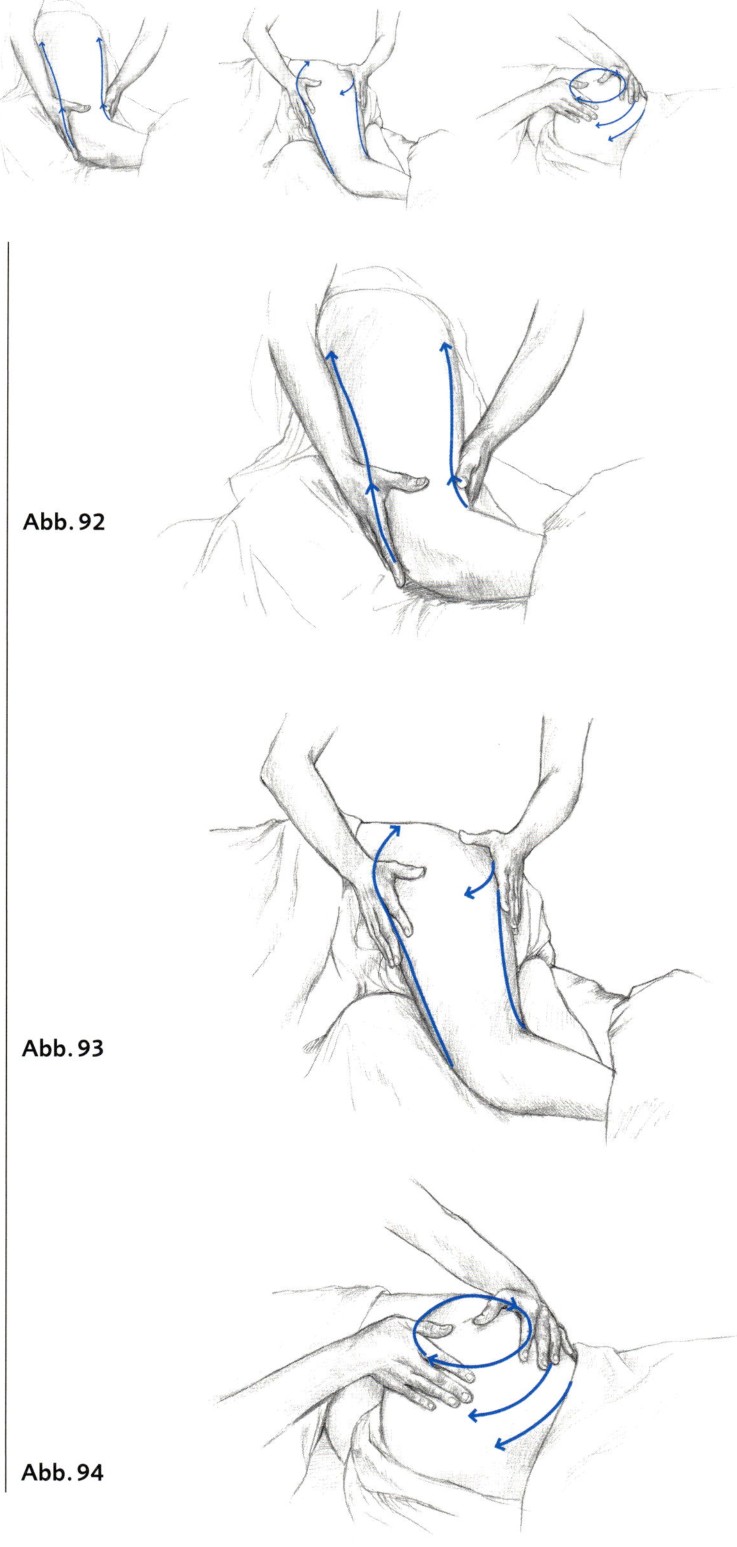

Abb. 92

Abb. 93

Abb. 94

Am linken Oberschenkel tauche ich über die Kleinfingerballen meiner Hände in die beiden großen Muskelgruppen ein (hinten: ischiokrurale Oberschenkelmuskulatur – vorne: Musculus quadriceps).
Die linke Hand beginnt direkt oberhalb der Kniekehle, die rechte oberhalb der Kniescheibe.
Sobald meine Hände satten Hautkontakt haben, gleiten sie in einem Aufwärtsstrom bis zum Trochanter major, wo die Effleurage im Lösen ausklingt.
Dort angekommen, drehe ich mich über die rechte Schulter um ca. 100 Grad, sodass mein Blick nun kopfwärts zum Patienten gerichtet ist.
Gleichzeitig mit dem Positionswechsel schwingen meine beiden Hände in der Phase des Lösens im Uhrzeigersinn um den Trochanter major, um von dort mit drei größer werdenden Wärmekreisen auf der Gesäßmuskulatur die Effleurage fortzuführen.
Meine linke Hand verdichtet dabei jedes Mal auf dem Musculus tensor fasciae latae, die rechte Hand auf dem Musculus glutaeus maximus.
Während der Wärmekreise hält die linke Hand (»Sonnenhand«) ständigen Kontakt zum Gewebe, die rechte Hand (»Mondhand«) nur in der Phase des Verdichtens.
Ein flächiger Abstrich mit der rechten Hand auf dem Kreuzbein (Os sacrum) beendet die Wärmekreise.

Kneten

hintere Oberschenkelmuskulatur

Mit meiner rechten Hand stütze ich oberhalb der Kniescheibe den Oberschenkel und tauche für das Einhandkneten mit meiner linken Hand in die ischiokrurale Muskelgruppe ein. Etwa eine Handbreite vor dem Sitzbeinhöcker (Tuber ischiadicum), dem gemeinsamen Ursprung dieser Muskelgruppe, verlässt meine rechte Hand ihre stützende Position, und beide Hände vollenden die Behandlung mit dem phasenverschobenen Zweihandkneten bis zum Sitzbeinhöcker.
Das Kneten dieser Linie kann mehrmals wiederholt werden.

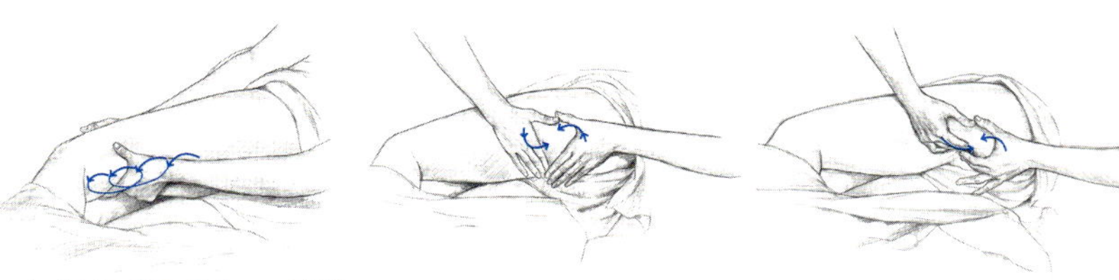

Abb. 95, 96 und 97

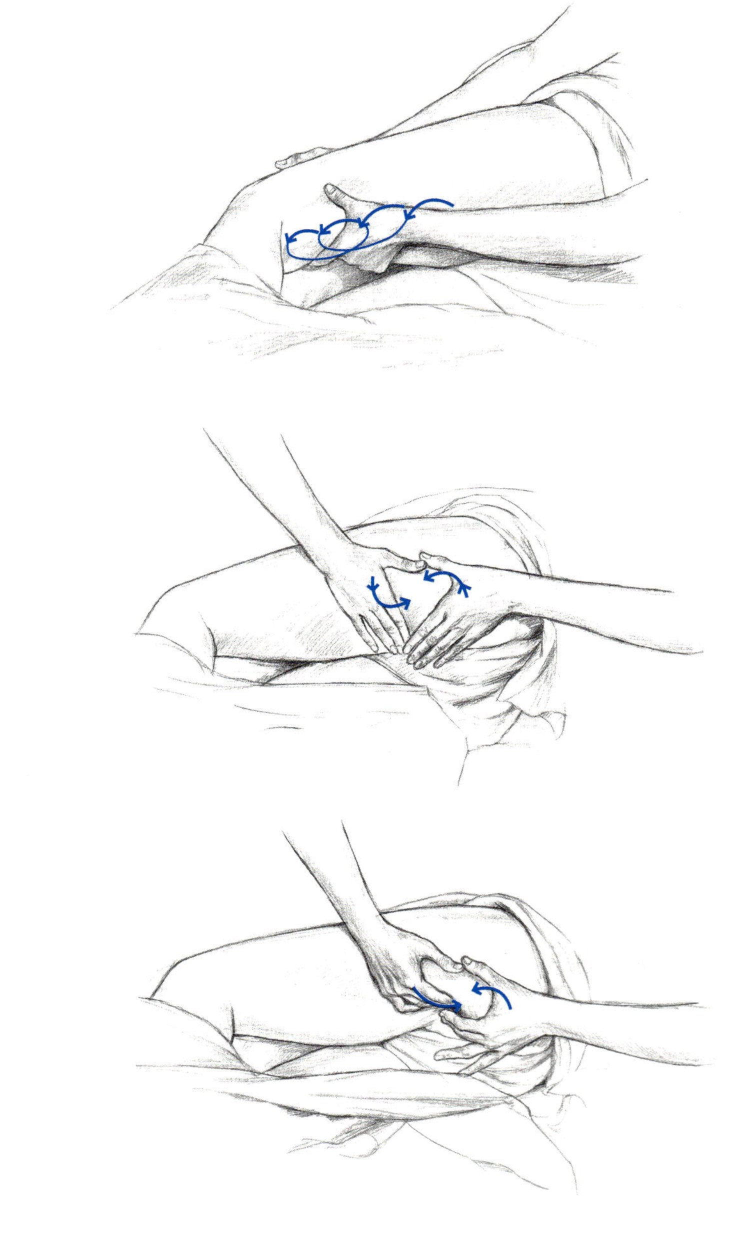

laterale Oberschenkelmuskulatur

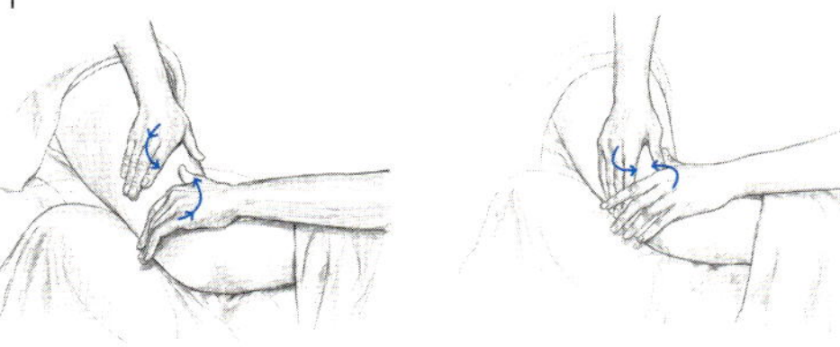

Der Tractus iliotibialis, die sogenannte »Hosennaht«, wird nun mit dem phasenverschobenen Zweihandkneten flächig und weich durchgearbeitet.
Ich beginne am Knie und ende am Trochanter major.
Auch diese Knetlinie kann einige Male wiederholt werden.

Abb. 98 und 99

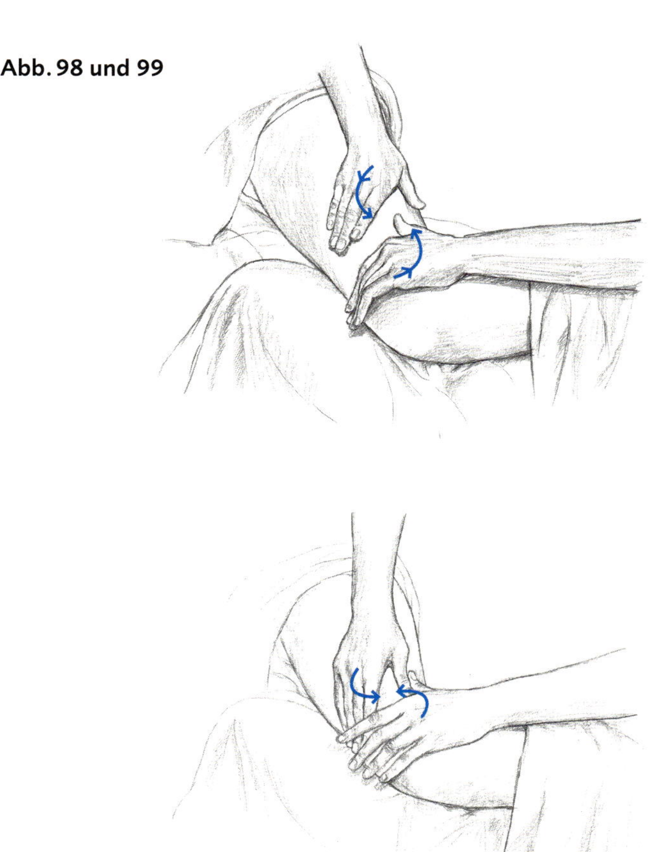

vordere Oberschenkelmuskulatur

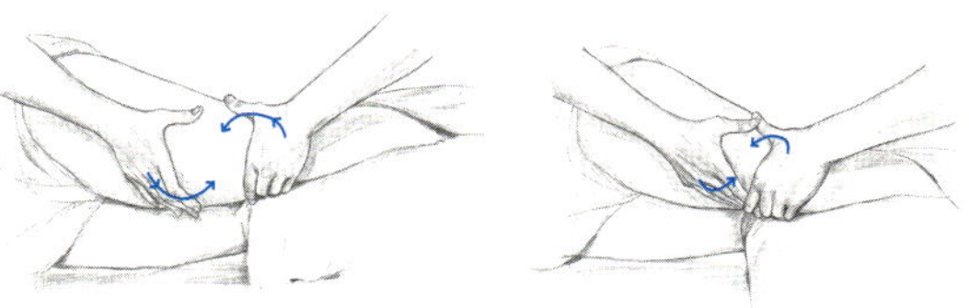

Nach den lösenden Knetungen der »Hosennaht« beginnt das phasenverschobene Zweihandkneten des Musculus quadriceps.
Oberhalb des Knies eintauchend, folge ich dem Verlauf des Musculus quadriceps in Richtung Leistenbeuge und von dort weiter zum Trochanter major. Diesen umrunde ich mit immer größer werdenden Kreisbahnen des phasenverschobenen Zweihandknetens.
Diese Knetlinien entsprechen den Wärmekreisen, wie sie oben bereits beschrieben sind.
Auf der dritten Knetlinie löse ich die Muskelansätze des Musculus glutaeus maximus am Becken- und Kreuzbeinrand weich und tief, bis die Bewegung mit einem Abstrich auf dem Kreuzbein endet.

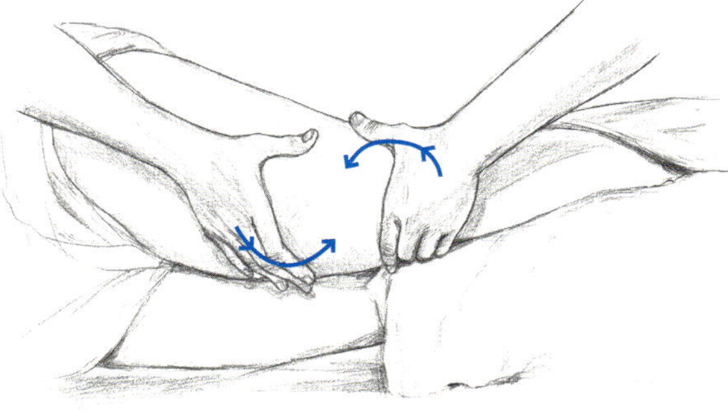

Abb. 100

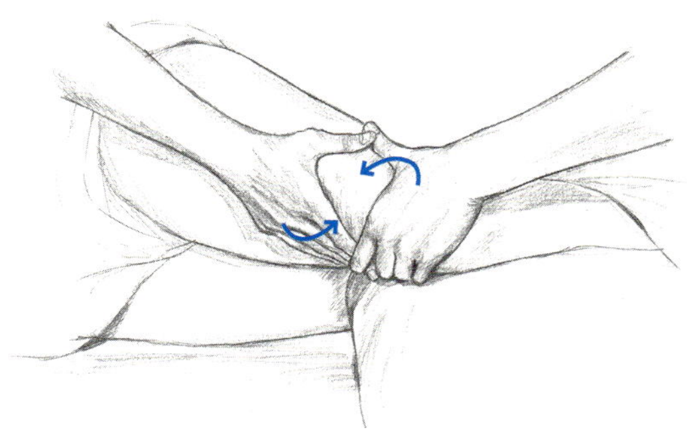

Abb. 101

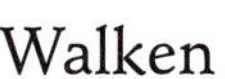

Walken

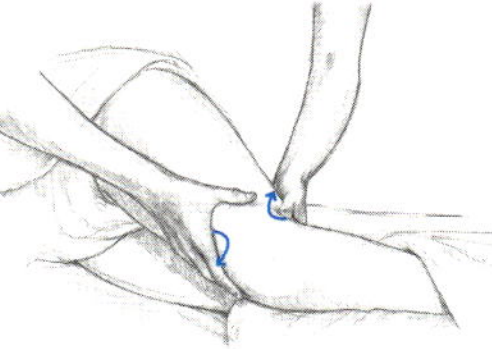

Das tiefe Walken beginnt, indem ich mit der linken Hand oberhalb der Kniekehle in die ischiokrurale Muskelgruppe, mit der rechten oberhalb der Patella in den Musculus quadriceps eintauche.
Es endet kurz vor der Leiste bzw. querverlaufenden Gesäßfalte.
Mit einem fließenden Übergang und der bereits beschriebenen Haltungsänderung geht meine Bewegung in die drei Wär-

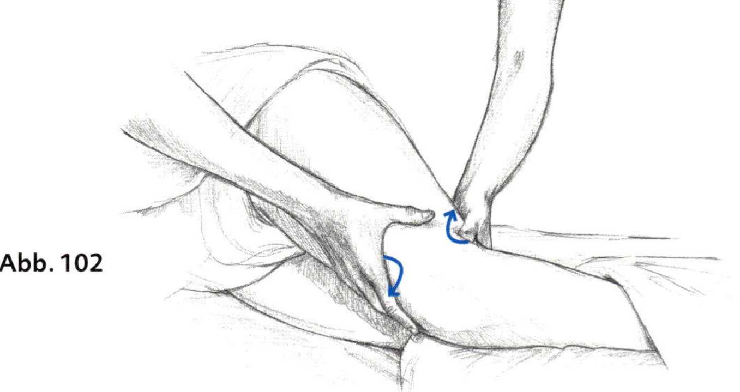

Abb. 102

mekreise auf dem Gesäß über, die mit einem Abstrich der rechten Hand auf dem Kreuzbein enden.

Flutwelle

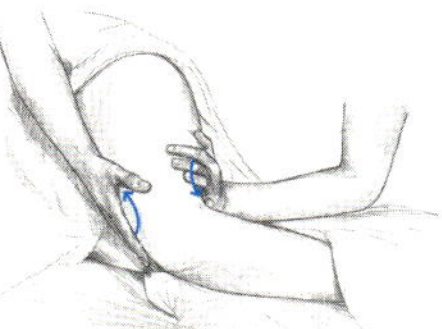

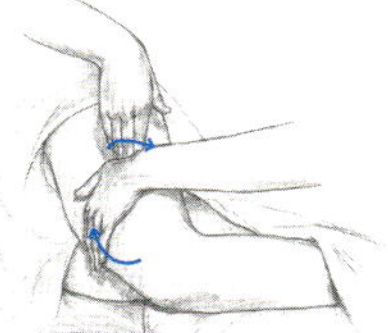

Den Abschluss der Oberschenkel-Hüftbehandlung in Seitenlage bildet die Flutwelle, die eine besondere Form der Effleurage ist.
Sie erstreckt sich wieder vom Knie bis zum Trochanter major und umfasst die beiden großen Muskelgruppen des Oberschenkels ventral und dorsal. Tiefer als bei den sonstigen Effleuragen tauche ich mit beiden Händen, den Wärmekreisen entsprechend, phasenverschoben im Uhrzeigersinn bindend und lösend in das Gewebe ein.
Die rechte Hand taucht verdichtend mit dem Kleinfingerballen in den Musculus quadriceps ein, und mit der Dynamik einer heranbrandenden Flutwelle führt sie durch die Bewegung des Schöpfens das Gewebe in die Leichte, ehe sie es über die Fingerhand entlässt.
Die Phase des Lösens vollzieht sie in der Luft (»Mondhand«), wobei die rechte Hand meinen linken Unterarm hautnah kreuzt, um dann erneut, etwas weiter proximal, auf dem Musculus quadriceps in das rhythmische Wiederkehren des Verdichtens einzutauchen.
Die linke Hand hält derweil kontinuierlichen Kontakt zum Gewebe »(Sonnenhand«).

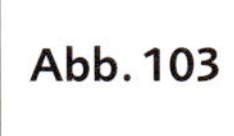

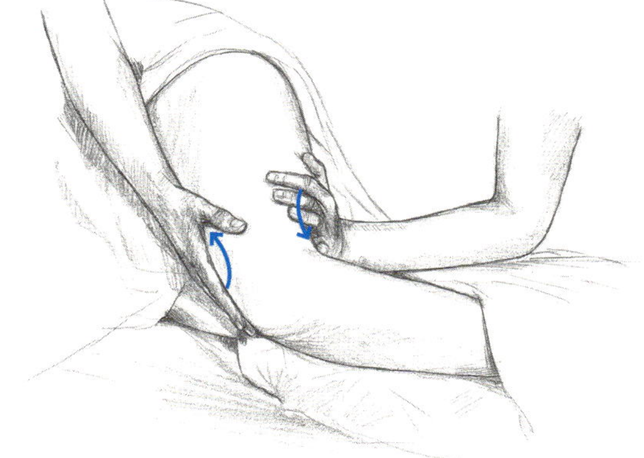

Abb. 103

Indem ihre Fingerspitzen zur Zimmerdecke weisen, taucht sie gleichzeitig mit der Mondhand in der Phase des Verdichtens halbkreisförmig im Handballenbereich in die ischiokrurale Muskelgruppe ein.
Das Gewebe gleitet dabei von der Kleinfingerseite (Hypothenar) zum Daumenballen (Thenar).
Mit der Dynamik einer heranbrandenden Flutwelle führt die Hand ebenfalls durch die Bewegung des Schöpfens das Gewebe in die Leichte und entlässt es über das lockere Handgelenk.
Dann lasse ich sie gelöst über den Tractus iliotibialis gleiten und schließe mit der flächigen Fingerhand, deren Spitzen nun zur Liege weisen, auf dem Musculus quadriceps einen leichten Aufstrich an.
Anschließend kreist sie, das Handgelenk senkend, wieder leicht über den Tractus iliotibialis, um erneut im rhythmischen Wiederkehren des Bindens und Lösens auf der dorsalen Muskelgruppe des Oberschenkels gleichzeitig mit der rechten Hand im diagonalen Gegenüber zu verdichten.
Die Flutwellen enden wie das Walken kurz vor der Leiste.
Mit einem fließenden Übergang folgen die drei Wärmekreise auf dem Gesäß.
Der die Behandlung beendende Abstrich mit der rechten Hand auf dem Kreuzbein verläuft nach dem wärmenden Hüllen der »Sonnenhand« diesmal kopfwärts.
Dabei setzt sich vom Kreuzbein aus eine aufrichtende Gebärde nach oben fort.

Abb. 104

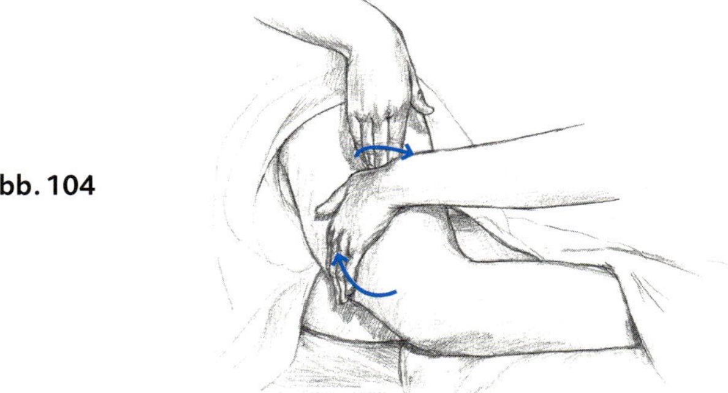

WIRKUNG
Belebend, durchwärmend, entspannend, schmerzlindernd.

INDIKATIONEN
Hüftarthrose, Blockaden im Iliosakralgelenk und in der Lendenwirbelsäule, nach Hüft- und Knieoperation, Obstipation, Menstruationsbeschwerden, Multiple Sklerose, Morbus Bechterew, Morbus Parkinson, Verspannungen im Schultergürtel, Arthrose der Kiefergelenke.

BEACHTE
Lokal arbeiten, die gesunde Seite zuerst behandeln.

ANHANG

Die Nachruhe

Nach einem Vortrag von Lasse Wennerschou

Die Nachruhe ist ein wesentlicher Bestandteil der Behandlung.
Um das Wesen der Nachruhe zu verstehen, schauen wir zunächst auf die verschiedenen Bewusstseinszustände des Menschen und ihre Entsprechungen in der leiblich-seelischen Organisation.
Wir unterscheiden das wache Tagesbewusstsein vom unbewussten Schlafbewusstsein, dazwischen liegt das Traumbewusstsein:

- Das Tagesbewusstsein vermittelt uns die Sinneseindrücke.
- Das Traumbewusstsein ist halbbewusst.
- Das Nachtbewusstsein entzieht sich unserer Wahrnehmung.

Rudolf Steiner spricht von drei Bewusstseinszuständen des Seelenlebens:

Denken	wach sein	Nerven-Sinnes-System
Fühlen	träumen	Rhythmisches System
Wollen	schlafen	Stoffwechsel-Gliedmaßen-System

Am Tag vermitteln mir die Sinneseindrücke eine Wahrnehmung der Außenwelt. Die Sinne berühren und begreifen diese Welt, die ich denkend zu Begriffen wandeln und in einen Gesamtzusammenhang stellen kann.
Will ich die Welt erfahren, muss ich »da sein«, »wach sein« und »offen sein«. Letzteres kann ich »abschalten«, indem ich mich den Sinneseindrücken der Außenwelt verschließe.
Ich grenze mich dabei zugunsten meiner Innenwelt ab.
Mein »Offen-Sein« wird zum »Innen-Sein« und verstärkt die Wahrnehmung des »Da-Seins«.
Mein Denken wird klarer und intensiver.

Im Fühlen erlebe ich mich träumend.
Die Psychologie versucht, mehr Licht in diese »halbbewusste« Sphäre zu bringen.

Im Wollen erlebe ich mich schlafend.
Die Vorgänge meines Stoffwechsel-Gliedmaßen-Systems bleiben mir verborgen, sie spielen sich im Unbewussten ab. Schmerzzustände, z.B. an Kopf, Bauch, Knie, können mir dagegen die Funktionen dieses Bereiches bewusstmachen, werden aber als störend erlebt und beeinträchtigen Denken, Fühlen und Wollen.

Der Ablauf einer Massage muss vom Patienten nicht bewusst begleitet werden. Wichtig sind seine Empfindungen und Erlebnisse während der Behandlung.
Bei der anschließenden Nachruhe können Bilder des zuvor Erlebten aufsteigen und nachklingen.
Der Patient kann sich also in der Nachruhe seinen inneren Erlebnissen hingeben und darf die äußeren Behandlungsabläufe vergessen.
Dieses wachende Träumen und Bebrüten des Nachklangs verstärkt die Kraft der Selbsterkenntnis.
Das vorher Erlebte regt in der aktiven Nachruhe die Erinnerung an.
Die Nachruhe setzt also etwas vorher Erlebtes voraus.
Erinnern und Vergessen sind Ich-Tätigkeiten.
Die Intensität des Ich-Erlebens wird erhöht, indem die Empfindung das Schlafbewusstsein des Wollens (Willensmensch) durchdringt und dadurch die Nacht erhellt.
Ein Stern leuchtet herein ins Schlafesdunkel und verwandelt es in eine Ahnung für das eigene Schicksal.
Durch die erwachte Schicksalsempfindung kann sich der Patient als Ganzheit erleben.
Dadurch werden seine Selbstheilungskräfte aktiviert.
Die Nachruhe als Nachklang (Nachbild) des durch die Behandlung Erlebten ist die Voraussetzung zum Heilwerden.

Die Dauer der Nachruhe entspricht in der Regel der Dauer der Behandlung.

Rastlose, zu stark in die Welt nach außen wirkende Menschen können sich zusätzlich in den als »Herzmeditation« überlieferten Spruch von Rudolf Steiner vertiefen:

Ich trage Ruhe in mir,
Ich trage in mir selbst
Die Kräfte, die mich stärken.
Ich will mich erfüllen
Mit dieser Kräfte Wärme,
Ich will mich durchdringen
Mit meines Willens Macht.
Und fühlen will ich
Wie Ruhe sich ergießt
Durch all mein Sein,
Wenn ich mich stärke,
Die Ruhe als Kraft
In mir zu finden
Durch meines Strebens Macht.
(GA 268, Mantrische Sprüche – Seelenübungen II, Seite 179)

So kann jeder Patient in der Nachruhe seine Nachtseite im wahrsten Sinne empfinden lernen und sich als Einheit erleben – eine Einheit, aus der die Heilung wie aus der eigenen Quelle sprudeln kann.

Goethe: »Wir mögen die Welt kennenlernen, wie wir wollen, sie wird immer eine Tag- und eine Nachtseite behalten.«

Öle und Indikationen

Eine Übersicht der Öle und Indikationen findet sich im Buch »Einführung in die Rhythmischen Einreibungen nach Wegman/Hauschka«.

Ausführliche Listen der Öle sind bei den Arzneimittelfirmen WALA (www.wala.de) und WELEDA (www.weleda.de) erhältlich.

Zusätzlich empfehlen sich Öle von WANDIL (www.wandil.de) und LICHTERDE (www.lichterde.de):

Torf-Öle von WANDIL

Die Torffaser ist der uralte, im Moor mumifizierte Überrest des Wollscheidegrases.
Sie ist ein sich immer weiter verdichtendes Material, dessen enorme Kräfte umgewandelt und so dem Menschen wohltuend zu Nutze gemacht werden können.

Vergleicht man die Entwicklung der Torffaser im Moor mit der der Nerven im Menschen, so kann man eine enge Verwandtschaft feststellen; beide sind lebloser als ihre Umgebung.
So kann es dem Menschen hilfreich sein, veredelte, in einem »Jungbrunnen« gebadete Torffasern zu verwenden.
Es kann davon nicht nur die nervliche Empfindlichkeit, sondern auch das unter Druck geratene Wärmeempfinden profitieren.
Deshalb werden diese veredelten Torffasern in hochwertige Öle eingearbeitet und während sieben Tagen den Morgen- und Abendkräften ausgesetzt, rhythmisch gerührt und belichtet.
Werden Substanzen, z. B. Pflanzen, dem Torf-Öl hinzugesetzt, geben diese Substanzen der Kraft des Torf-Öles die Richtung:

Ameisensäure	
Wirkung:	Auflockernd.
Indikationen:	Myogelose, Tumorerkrankungen.
Birke und Eihaut	
Wirkung:	Grenzbildend.
Indikationen:	Neurodermitis.
Brennnessel	
Wirkung:	Periphere Wärmebildung anregend.
Indikationen:	Kältekrankheiten.
Isländisch Moos und Thymian	
Wirkung:	Appetit anregend.
Indikationen:	Zarte Konstitution.

Lichtwurzel	
Wirkung:	Harmonisierend, schmerzlindernd.
Indikationen:	Zwangserkrankungen.
Weißdorn	
Wirkung:	Zirkulation anregend.
Indikationen:	Herzerkrankungen.

Öle von LICHTERDE

Die Bezeichnung »Lichterde« charakterisiert einen besonderen Herstellungsprozess, bei dem die »Erde« (Pflanzen, Auszüge und Substanzen) be-licht-et wird.
Das materielle Produkt wird durch die meditative Hinwendung des Menschen geistig-seelisch erhellt, be-geist-ert.
Es bekommt durch die spezielle Einstellung und den menschlichen Umgang damit eine neue »Dimension«, eine feinstoffliche Qualität, die es durch den Werdegang der Natur allein nicht besitzt.

Ein in diesem Sinne behandeltes Produkt erhält ein höheres Energiepotenzial, seine Schwingungsrate wird erhöht, und die Aura verändert sich.
Die Erde beginnt sich aufzulichten und wird zur »Lichterde«.
Wirksamkeit und Verträglichkeit der Produkte werden dadurch gesteigert.
Um diese intensive Beziehung zwischen Mensch und Naturprodukt zu erreichen, läuft der gesamte Herstellungsprozess in bewusster Handarbeit ab – auf maschinelle Fertigung wird verzichtet.

Angelika	
Wirkung:	Drüsenorganismus anregend.
Indikationen:	Lymphatische Stauungen.
Birkenblätter	
Wirkung:	Ausscheidung anregend, entwässernd.
Indikationen:	Rheumatische Erkrankungen.
Eisen	
Wirkung:	Willen und Antrieb stärkend.
Indikationen:	Anämie, Blutbildungsstörungen, Depressionen.
Geranium	
Wirkung:	Kräftigend, Nerven stärkend.
Indikationen:	Erschöpfung, Depressionen, Psoriasis.
Kamille	
Wirkung:	Krampflösend.
Indikationen:	Menstruationsbeschwerden. Bauchschmerzen bei Kindern, die intellektuell überfordert sind.

Lindenblüten	
Wirkung:	Wärmend, hüllend.
Indikationen:	Erkältungskrankheiten (Nachtschweiß).
Malve	
Wirkung:	Schleimlösend, stärkend.
Indikationen:	Bronchitis, Disposition zu Infektionen. Für Kinder.
Kastanie	
Wirkung:	Stockungen und Stauungen lösend, in Fluss bringend.
Indikationen:	Venöse Stauungen des Pfortadersystems, Arthrose.
Passionsblume	
Wirkung:	Beruhigend, entspannend.
Indikationen:	Nervosität, Stress und dadurch verursachte Schlafstörungen.
Schafgarbe	
Wirkung:	Verdauung anregend (besonders Leber-Stoffwechsel).
Indikationen:	Obstipation, Depressionen.
Wacholder	
Wirkung:	Durchblutungsfördernd, Ausscheidung anregend.
Indikationen:	Rheumatischer Symptomkreis.
Zaubernuss	
Wirkung:	Gewebe und Bindegewebe kräftigend.
Indikationen:	Cellulite, venöser Symptomkomplex.

Lehrplan der dreijährigen Ausbildung in Rhythmischer Massage an der Carus Akademie Hamburg

1. Ausbildungsjahr

Der Physische Leib des Menschen

- Eurythmie
- Übungen
- Substanzbetrachtungen
- Wahrnehmungsübungen: Mineral – Holz – Tierskelett – Menschenskelett
- Praxis: Grundgriffe

Der Ätherleib des Menschen

- Eurythmie
- Wahrnehmungsübungen: Skulpturen Michelangelos (»Tag« – »Nacht« – »Morgen« – »Abend«)
- Ätherische Öle
- Praxis: Grundgriffe

Der Astralleib des Menschen

- Eurythmie
- Übungen
- Substanzbetrachtungen
- Wahrnehmungsübungen: Gang – Mimik – Gestik – Sprache
- Praxis: Grundgriffe

Die Ich-Organisation des Menschen

- Eurythmie
- Übungen
- Substanzbetrachtungen
- Wahrnehmungsübungen: Wärmeströme, Wärmebildung (Zentrum – Umkreis)
- Praxis: Grundgriffe

2. Ausbildungsjahr

Die Konstitution des Menschen (Dreigliederung)

- Konstitutionstypen (Zwei- und Dreigliederung)
- Sprachgestaltung und Schauspiel
- Wahrnehmungsübungen zur Konstitution (Adler – Löwe – Stier)
- Pflanzen und Substanzen
- Praxis: Variationen

Die Temperamente

- Die vier Naturreiche
- Sprachgestaltung und Schauspiel
- Die vier Elemente
- Praxis: Variationen

Planetenwirkungen im Menschen

- Planetenkräfte und Organe
- Sprachgestaltung und Schauspiel zu den Metallfunktionstypen
- Organeinreibungen
- Metallsalben und die entsprechenden Pflanzen
- Praxis: Variationen

Tierkreiswirkungen im Menschen

- Die zwölf Weltanschauungen
- Sprachgestaltung und Eurythmie zu den »Zwölf Stimmungen«
- Die zwölf Sinne des Menschen
- Praxis: Variationen

3. Ausbildungsjahr

Erkrankungen des Physischen Leibes

- Patientenvorstellung
- Behandlungskonzept, -abläufe und -praxis
- Eurythmie
- Schulungselemente

Erkrankungen des Ätherleibes

- Patientenvorstellung
- Behandlungskonzept, -abläufe und -praxis
- Eurythmie
- Schulungselemente

Erkrankungen des Astralleibes

- Patientenvorstellung
- Behandlungskonzept, -abläufe und -praxis
- Eurythmie
- Schulungselemente

Erkrankungen der Ich-Organisation

- Patientenvorstellung
- Behandlungskonzept, -abläufe und -praxis
- Eurythmie
- Schulungselemente

Abschlussprüfung

Prüfungsaufgaben:

- Griffbeschreibung
- Anamnesebogen
- Behandlungskonzept
- Demonstration einer Behandlung
- Studienarbeit und Präsentation mit Fragenbeantwortung
- Evaluation

Unser Unterricht basiert auf den Methoden der Erwachsenenbildung nach Coenraad van Houten (siehe »Einführung in die Rhythmischen Einreibungen nach Wegman/Hauschka«)

Ausbilder:

Batschko, Eva-Marie
Dengler, Susanne
Fintelmann, Prof. Dr. Volker
Heppner, Barbara
Klasen, Dr. Jörn
Knieß, Dr. Andreas
Rißmann, Dr. Wolfgang
Schöne, Ingo
Strnad-Meier, Angelika
Uhlmann, Dr. Jan
Wennerschou, Lasse

Weitere Informationen siehe
www.carus-akademie.de

Literatur

Batschko, Eva-Marie:
Einführung in die Rhythmischen Einreibungen nach Wegman/Hauschka, 2. Aufl. Stuttgart 2010.

Glaser, Hermann:
Rhythmische Einreibungen nach Wegman/Hauschka, Esslingen 1999.

Hauschka, Margarethe:
Rhythmische Massage nach Dr. Ita Wegman, Boll 1972.

Hoerner, Wilhelm:
Zeit und Rhythmus, Stuttgart 1993.
Kosmische Rhythmen im Menschenleben, Stuttgart 1990.

Lippert, Herbert:
Anatomie – Text und Atlas, München 1983.

Novalis:
Schriften – hrsg. von Paul Kluckhohn und Richard Samuel, 3. Band, Stuttgart 1968.

Pelikan, Wilhelm:
Heilpflanzenkunde, Dornach 1999.

Steiner, Rudolf:
Der unsichtbare Mensch in uns (Einzelvortrag aus GA 221), Dornach 1988.
Mantrische Sprüche – Seelenübungen II, GA 268, Dornach 1999.

Steiner, Rudolf und Wegman, Ita:
Grundlegendes für eine Erweiterung der Heilkunst nach geisteswissenschaftlichen Erkenntnissen, GA 27, Dornach 1991.

Kurzbiographien

Eva-Marie Batschko

1945 geboren in Itzehoe.
Ausbildung zur Erzieherin. Krankenpflegeausbildung in Hamburg.
1966 Schülerin im Jahresfortbildungskurs an der Ita Wegman Klinik in Arlesheim/Schweiz.
Gleichzeitig Ausbildung in Rhythmischer Massage nach Dr. Ita Wegman.
1970 Beginn der freien Unterrichtstätigkeit und Mitglied des Internationalen Schwesternkreises, der 1978 in die Medizinische Sektion am Goetheanum integriert wurde.
1987 Gründung des Therapeutikums Hamburg-West.
Ab 1987 Unterrichtstätigkeit in Grundkursen für Anthroposophische Pflege in Hamburg, Berlin, Dresden, Wien, Klagenfurt.
1997 Mitbegründerin der Carl Gustav Carus Akademie in Hamburg.
Ab 1997 Lehrerin für Rhythmische Einreibungen nach Wegman/Hauschka an der Carus Akademie Hamburg.
Ab 2000 Mitarbeit im Internationalen Forum für Anthroposophische Pflege.
Ab 2005 Lehrerin für Rhythmische Massage nach Dr. Ita Wegman an der Carus Akademie Hamburg.

Publikationen

»Einführung in die Rhythmischen Einreibungen nach Wegman/Hauschka«, Verlag Johannes M. Mayer Stuttgart 2003.

»Launen« (in »Beiträge zur Entwicklung der Anthroposophischen Pflege 1921–2003«, Edition Persephone 2003).

Herausgeberin von »Aufsätze und Vorträge zu den Rhythmischen Einreibungen nach Wegman/Hauschka«, Carus Akademie Hamburg 2004.

Diverse Artikel in den WELEDA Nachrichten über Rhythmische Einreibungen und Sterbebegleitung.

Susanne Dengler

1964 geboren in Freudenstadt.
1985–1988 Gymnastiklehrerausbildung in Loheland.
1989 Ausbildung zur Masseurin und medizinischen Bademeisterin.
Seither in diesem Beruf tätig.
1993 Ausbildungen in Rhythmischer Massage nach Dr. Ita Wegman und Strömungsmassage nach Dr. Simeon Pressel.
1995–1997 Studium am Priesterseminar der Christengemeinschaft in Stuttgart.
Seit 1997 mit Rhythmischer Massage und Strömungsmassage in Berlin tätig: 8 Jahre am Gemeinschaftskrankenhaus Havelhöhe, seit 2002 in eigener Praxis.
Seit 2001 freie Unterrichtstätigkeit in Rhythmischen Einreibungen nach Wegman/Hauschka an der Carus Akademie Hamburg und am Gemeinschaftskrankenhaus Havelhöhe in Berlin, später auch in eigener Praxis in Berlin und an der Carus Akademie Klagenfurt (Österreich).
2005 Mitbegründerin der Ausbildung in Rhythmischer Massage nach Dr. Ita Wegman an der Carus Akademie Hamburg.

Nadja Holland

1969 geboren in Hamburg.
Bis 1989 Rudolf Steiner Schule Hamburg-Nienstedten.
1990 Studium Illustrationsdesign an der Fachhochschule für Gestaltung HH-Armgartstraße.
1994–1995 Malereistudium an der Kunstakademie Stockholm.
1995 Diplom Illustrationsdesign.
2002 Illustrationen zum Buch »Einführung in die Rhythmischen Einreibungen nach Wegman/Hauschka«.
Ausstellungen und Veröffentlichungen von Illustrationen in Deutschland, Schweden und Frankreich.
Lebt und arbeitet in Frankreich.

Eva-Marie Batschko

Einführung in die Rhythmischen Einreibungen

nach Wegman / Hauschka
Zeichnungen von Nadja Holland
148 Seiten, 108 zweifarbige Abbildungen, Broschur

Anleitungs- und Übungsbuch für die Rhythmischen Einreibungen

Die Rhythmischen Einreibungen nach Wegman / Hauschka bilden seit Jahrzehnten einen wirksamen Bestandteil ganzheitlicher Pflege. Mit dieser speziellen Technik können durch gezielte Anwendungen sowohl funktionelle Ungleichgewichte gebessert, Schmerzen gelindert, der Wärmeorganismus angeregt als auch Heilungsprozesse eingeleitet und unterstützt werden. Das Einführungsbuch ist das Arbeitsergebnis von mehr als 30 Jahren praktischer Erfahrung, Forschung und Lehrtätigkeit mit dieser Behandlungsmethode. Und zum ersten Mal werden die Rhythmischen Einreibungen auch für Schwangere, Wöchnerinnen und Säuglinge behandelt!

Besonders die über 100 zweifarbigen, detailgenauen Schaubilder regen an, die einzelnen Anwendungen unmittelbar in der Praxis zu erlernen.